W0261487

Giacomo Garlaschi · Fabio Martino

Artrite reumatoide e spondiloentesoartriti

Diagnostica per immagini e imaging follow-up

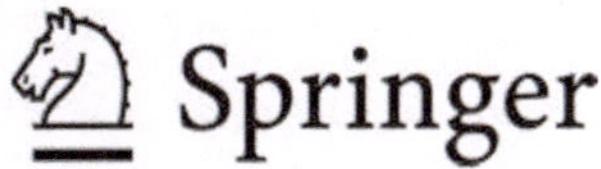 Springer

A cura di

Giacomo Garlaschi
Professore Ordinario di Radiologia
Università degli Studi di Genova
Direttore Prima U.O. Universitaria
Ospedale "San Martino"
Genova, Italia

Fabio Martino
Direttore U.O. di Radiologia
A.O. Policlinico "Giovanni XXIII"
Bari, Italia

ISBN 978-88-470-0685-0

Springer fa parte di Springer Science+Business Media

springer.com

© Springer-Verlag Italia 2007

Layout di copertina: Simona Colombo, Milano
Impaginazione: I.T.G. Sas di Angela De Meo, Torino
Stampa: Arti Grafiche Nidasio, Assago (Milano)

Springer-Verlag Italia S.r.l., Via Decembrio 28, I-20137 Milano

Presentazione

La lettura di questo bel volume mi ha suggerito alcune riflessioni che appaiono giustificate anche dalla mia lunga esperienza di radiologo, abituato ad indagare nelle zone grigie, di non conoscenza, dell'apparato muscolo-scheletrico.

In questi ultimi anni lo stupore del radiologo è quello di constatare come l'imaging abbia ormai superato l'ambito traguardo di riconoscere ed interpretare la morfologia e la funzione dei vari organi ed apparati e ciò grazie alle tecnologie sempre più nuove, che presentano potenzialità, quasi illimitate, di vedere in tridimensionale, di interpretare il funzionale microscopico, di avvicinarsi all'istologico.

Ciò nonostante, resta l'handicap perenne di non riuscire ad osservare sistematicamente ed, oserei dire, "epidemiologicamente", le lesioni più precoci. Dal momento, infatti, che molte malattie mancano del nesso inscindibile causa-effetto (le nostre zone grigie e nere della non conoscenza) e non potendo eliminare le cause, la medicina ipertecnologizzata, cerca di sorprendere le tappe più iniziali della storia di una malattia, affinché i trattamenti diventino più efficaci e la prognosi migliore.

In tempi di drastica restrizione economica, ciò ha indubbiamente una ricaduta positiva sui costi per la salute e sulla liberazione di risorse. Tutti infatti conosciamo quanto incidano gli aspetti economici quando si curano malattie conclamate o con andamento cronico.

Da tali riflessioni hanno origine il valore e l'efficacia di questo lavoro che, proprio in tempi del "veder facile" della semeiotica radiologica pluritecnologizzata, ci invita a partire dalla semeiotica del "sospetto clinico". La possibilità di una *early diagnosis* dell'artrite reumatoide e degli altri reumatismi infiammatori non è così scontata, in radiologia, come lo potrebbe essere per la maggior parte dei reumatologi, che si basano sulla clinica, la quale spesso precede la comparsa stessa del danno anatomico. Indubbiamente l'erosione è forse il dato più oggettivo della diagnosi, a cui si giunge con la logica "induttiva", ovvero dal particolare (l'erosione) alla legge generale (la malattia). Qui invece ci si avvale di una logica "deduttiva" che parte dall'osservazione del quadro clinico e dall'introduzione di farmaci capaci di modificare la storia della malattia.

Siamo nelle fasi di pre-erosione. Il testo si articola, infatti, iniziando da una sinossi clinica, esplicitando gli opportuni strumenti di imaging per evidenziarne il riscontro anatomo-radiografico (sinovite ed edema osseo) e terminando con informazioni riguardanti la terapia, più efficace se intrapresa precocemente, e l'imaging di follow-up.

Il ruolo del radiologo anche se inserito in un classico gioco di squadra (medico generico, reumatologo) diventa estremamente chiaro. È come se dicesse ai colleghi della squadra: "Io fornisco le prove, Voi prendete le decisioni terapeutiche!!".

Professor Francesco Priolo
Past President
Sezione Muscoloscheletrica
SIRM

Presentazione

Nel corso degli ultimi anni la reumatologia ha visto accumularsi una serie di informazioni che hanno consentito di meglio comprendere le malattie infiammatorie articolari da una molteplicità di aspetti: la fisiopatologia, l'approccio diagnostico, la storia naturale e, non meno importante, le strategie terapeutiche.

Oggi, diversamente da un passato non troppo lontano, il reumatologo è in grado di incidere significativamente sulla prognosi dei pazienti affetti da artriti, avendo come obbiettivo quello di ottenere una remissione della attività di malattia e quindi di prevenire la disabilità connessa a tali patologie.

Un corretto utilizzo di queste conoscenze rende possibile mettere in pratica una diagnosi tempestiva delle diverse forme di artriti e di adottare la più opportuna strategia di trattamento.

A questo proposito il contributo delle tecniche di imaging è cruciale e molto bene hanno fatto Giacomo Garlaschi e Fabio Martino a dedicare il loro volume a questo importante argomento. Non solo l'imaging è importante per stabilire precocemente una corretta diagnosi, ma anche per consentire una precisa stadiazione dell'eventuale danno strutturale e per un suo monitoraggio; anche questo aspetto viene trattato dettagliatamente.

Per questi motivi, ritengo che la lettura di questo libro possa essere di valido aiuto per i reumatologi che quotidianamente affrontano la sfida di assicurare ai loro pazienti, affetti da artriti, il miglior standard di cura possibile.

Professor Gerolamo Bianchi
Presidente
Collegio dei Reumatologi Ospedalieri Italiani

PRESENTAZIONE

La reumatologia sta vivendo un momento di intenso progresso per quanto riguarda lo studio della patogenesi di molte malattie, la loro diagnostica avanzata, e le conseguenti possibilità terapeutiche. Tutti questi aspetti sono finalizzati ad una diagnosi precoce, che è il presupposto per una migliore efficacia dei trattamenti tradizionali e di quelli innovativi. In questo scenario, la diagnostica per immagini gioca un ruolo fondamentale, sia con la radiologia tradizionale, che è stata standardizzata per la diagnosi ed il follow-up delle principali artropatie, sia con le tecniche di più recente sviluppo, quali l'ultrasonografia e la risonanza magnetica nucleare.

Il presente volume rappresenta un utile compendio delle metodiche di imaging applicate a due tra le più rilevanti forme di artrite, l'artrite reumatoide e le spondiloartriti sieronegative; esso è rivolto sia al reumatologo che voglia aggiornare il suo armamentario diagnostico, sia al radiologo che voglia dedicarsi con maggiore impegno allo studio dell'apparato muscoloscheletrico.

La lettura di questo volume ci ricorda inoltre come sia stata proprio la ricerca italiana a svolgere un ruolo determinante nello sviluppo di nuove tecniche di imaging, nella loro standardizzazione e nel riuscito tentativo di renderle parte integrante dell'attività clinica giornaliera.

Professor Stefano Bombardieri
Presidente
Società Italiana di Reumatologia

Indice

Early arthritis. Un'opportunità da cogliere grazie all'imaging — 1

Parte I. Artrite reumatoide

Capitolo 1. Sinossi clinica — 7

Definizione 7

Eziologia 7

Epidemiologia 8

Sintomi 8

Laboratorio.. 8

Capitolo 2. Quadro imaging — 11

Scheletro assile.. 11

Scheletro appendicolare... 12

Capitolo 3. Imaging e stadio early — 17

Radiologia convenzionale... 17
Radiologia convenzionale e artrite reumatoide.................................. 18

Ecografia.. 23
Ecografia e artrite reumatoide 24

Risonanza magnetica 30
Risonanza magnetica e artrite reumatoide.. 31

Capitolo 4. Stadiazione imaging — 41

Radiologia convenzionale — 41
   Metodo di Larsen — 41
   Metodo di Sharp — 43
   Metodo di Genant — 43
   Metodo di Sharp modificato da van der Heijde — 44

Risonanza magnetica — 45
   Ramris score — 45

Ecografia — 48
   Score ecografico secondo Szkudlarek — 48
   Score ecografico secondo Naredo — 49
   Score ecografico globale secondo Scheel — 50
   Leeds scale secondo Brown — 50
   Score eco-pwd della vascolarizzazione sinoviale secondo Filippucci — 51

Capitolo 5. Terapia e imaging follow-up — 53

5.1 Terapia — 53

5.2 Ecografia e monitoraggio della terapia — 54
   Distensione della capsula articolare — 55
   Distensione della guaina tendinea — 56
   Alterazioni morfostrutturali dei tendini — 57
   Tumefazione dei tessuti molli — 58
   Alterata ecogenicità dei tessuti molli — 58
   Soluzione di continuità del profilo osseo — 58
   Aumento della perfusione ematica — 58

Parte II. Spondiloentesoartriti sieronegative

Capitolo 6. Introduzione — 65

Epidemiologia — 65

Eziopatogenesi — 65

Quadro clinico — 66

Valutazione di laboratorio — 66

Classificazione — 66

Generalità sul quadro imaging — 68

Capitolo 7. Spondilite anchilosante   **71**

7.1   Sinossi clinica   **71**

Definizione   71

Epidemiologia   71

Eziopatogenesi   71

Anatomia patologica   72

Quadro clinico   72
    Manifestazioni articolari   72
    Manifestazioni oculari   73
    Manifestazioni cardiovascolari   73
    Manifestazioni polmonari   73
    Manifestazioni neurologiche   73
    Esame obiettivo   73

Laboratorio   74

7.2   Quadro imaging   **74**

Scheletro assile   74
    Fase preradiologica   74
    Fase radiologica   76
    Fase tardiva o conclamata   79

Articolazioni periferiche   82
    Fase preradiologica   82
    Fase radiologica   82
    Fase tardiva o conclamata   82

Entesi   83
    Fase preradiologica   83
    Fase radiologica   83
    Fase tardiva o conclamata   83

Capitolo 8. Artrite psoriasica   **85**

8.1   Sinossi clinica   **85**

Definizione   85

Epidemiologia   85

Eziopatogenesi   85

Anatomia patologica   86
    Manifestazioni articolari   86
    Manifestazioni cutanee   87

Laboratorio 87

Sindromi associate con la AP: sindrome SAPHO 87

8.2 Quadro imaging   **88**

Scheletro assile 88
    Fase preradiologica 88
    Fase radiologica 91
    Fase conclamata 93

Articolazioni periferiche 93
    Fase preradiologica 93
    Fase radiologica 94
    Fase conclamata 95

Entesi 97
    Fase preradiologica 97
    Fase radiologica 99
    Fase conclamata 99

Dattilite 100
    Fase preradiologica 100
    Fase radiologica e fase conclamata 102

Capitolo 9. Sindrome di Reiter e artriti reattive   **103**

9.1 Sinossi clinica   **103**

Definizione 103

Epidemiologia 103

Eziopatogenesi 104

Quadro clinico 104
    Manifestazioni articolari periferiche 104
    Manifestazioni articolari assili 104
    Manifestazioni uro-genitali 104
    Manifestazioni gastroenteriche 105
    Manifestazioni muco-cutanee 105
    Manifestazioni oculari 105
    Manifestazioni cardiache 105

Laboratorio 105

9.2 Quadro imaging   **106**

Scheletro assile 106
    Fase radiologica 106
    Fase conclamata 107

Articolazioni periferiche 108
   Fase preradiologica 108
   Fase radiologica 108
   Fase conclamata 108

Entesi 108
   Fase preradiologica 108
   Fase radiologica 108
   Fase conclamata 109

Capitolo 10. Spondiloartriti associate a malattie infiammatorie intestinali **111**

10.1 Sinossi clinica **111**

Definizione 111

Epidemiologia 111

Eziopatogenesi 111

Quadro clinico 112
   Manifestazioni intestinali 112
   Manifestazioni articolari periferiche 112
   Manifestazioni articolari assili 112
   Manifestazioni extraintestinali ed extrarticolari 113

Laboratorio 113

10.2 Quadro imaging **113**

Scheletro assile 113
   Fase preradiologica 113
   Fase radiologica 113
   Fase conclamata 113

Articolazioni periferiche 115
   Fase preradiologica 115
   Fase radiologica 115
   Fase conclamata 115

Entesi 115
   Fase preradiologica 115
   Fase radiologica 115
   Fase conclamata 115

Capitolo 11. Spondiloartriti indifferenziate **117**

11.1 Sinossi clinica **117**

Definizione 117

Epidemiologia 117

Quadro clinico 117
   Sintomi 117

Capitolo 12. Imaging e stadio early   **119**

Capitolo 13. Stadiazione imaging   **123**

Radiologia convenzionale 123

  Spondilite e sacro-ileite 123
    Bath Ankylosing Spondylitis Radiology Index (BASRI)
     ed i criteri di New York 123
    Stoke Ankylosing Spondylitis Spine Score (SASSS) 125
    Berlin Score 126

  Artrite periferica 126
    Metodo di Steinbrocker modificato per l'artrite psoriasica 126
    Metodo di Sharp modificato per l'artrite psoriasica 126
    Metodo di Sharp modificato da van der Heijde
     per l'artrite psoriasica 127
    Ratingen score per l'artrite psoriasica 128
    Metodo di Wassenberg-Fischer 129

  Risonanza magnetica 130
    Metodo di Braun 130
    Metodo di SPARCC 132

  Ecografia 136
    Metodo di GUESS 136
    Metodo di score secondo D'Agostino 136

Capitolo 14. Terapia e imaging follow-up   **139**

Terapia 139

Imaging follow-up 139

Letture consigliate   **143**

Parte I 143

Parte II 146

Elenco degli Autori

Marina Carotti
S.O.D. di Radiologia
Università Politecnica delle Marche
Azienda Mista Ospedali Riuniti
Ancona

Alessandro Ciapetti
Clinica Reumatologica
Università Politecnica delle Marche
Ospedale "A. Murri"
Ancona

Marco Cimmino
Clinica Reumatologica
Dipartimento di Medicina Interna
Università degli Studi di Genova
Genova

Salvatore D'Angelo
Dipartimento di Reumatologia della
Regione Basilicata
Ospedale "San Carlo", Potenza
Ospedale "Madonne delle Grazie"
Matera

Marco Falchi
U.O. di Radiologia Interventistica
Ospedale "San Martino"
Genova

Emilio Filippucci
Clinica Reumatologica
Università Politecnica delle Marche
Ospedale "A. Murri"
Ancona

Giacomo Garlaschi
Dipartimento di Medicina Sperimentale
Università degli Studi di Genova
Ospedale "San Martino"
Genova

Walter Grassi
Clinica Reumatologica
Università Politecnica delle Marche
Ospedale "A. Murri"
Ancona

Mariantonietta Indolfi
Istituto di Radiologia
A.O. Consorziale Ospedale Policlinico
Bari

Fabio Martino
U.O. di Radiologia
A.O. Policlinico "Giovanni XXIII"
Bari

Alessandro Muda
U.O. di Radiologia Interventistica
Ospedale "San Martino"
Genova

Ignazio Olivieri
Dipartimento di Reumatologia della
Regione Basilicata
Ospedale "San Carlo", Potenza
Ospedale "Madonne delle Grazie"
Matera

FAUSTO SALAFFI
Clinica Reumatologica
Università Politecnica delle Marche
Ospedale "A. Murri"
Ancona

ENRICO SCARANO
U.O. di Radiologia
A.O. "S. Carlo"
Potenza

ENZO SILVESTRI
Dipartimento di Medicina
Sperimentale
Università degli Studi di Genova
Ospedale "San Martino"
Genova

EARLY ARTHRITIS

UN'OPPORTUNITÀ DA COGLIERE GRAZIE ALL'IMAGING

Fabio Martino

Con la definizione *early arthritis* viene indicata la fase di esordio delle poliartriti croniche, con particolare riferimento all'artrite reumatoide ed alle spondiloartriti sieronegative.

La maggioranza dei reumatologi ha riferito tale stadio evolutivo, fino ai tempi più recenti, al periodo di malattia che precede la comparsa del danno anatomico erosivo (stadio "pre-erosivo"). L'evidenza dell'erosione ossea articolare, in accordo con i criteri dell'*American College of Rheumatology* (ACR), ha rappresentato il riscontro oggettivo che legittimava la diagnosi di artrite reumatoide ed autorizzava pertanto il ricorso alla "terapia di fondo" con i DMARDs tradizionali.

Per questo motivo l'impiego della diagnostica per immagini nei casi di sospetto clinico è stato prevalentemente finalizzato alla dimostrazione oggettiva dell'evoluzione erosiva dell'artrite e le diverse metodiche sono state ottimizzate per soddisfare questo ruolo: impiego di sistemi ad elevata definizione di tipo mammografico per la radiologia convenzionale e di apparecchiature ecografiche con sonde ad elevata frequenza (Figg. 1, 2).

Oggigiorno, però, il termine *early* riferito all'artrite reumatoide ed alle spondiloartriti sieronegative riveste un nuovo e rilevante significato clinico ed evoca una straordinaria "opportunità di salute", insieme al percorso diagnostico-terapeutico che ne consentirebbe il raggiungimento.

Questa "opportunità di salute" costituisce una straordinaria chance in più che la moderna reumatologia mette a disposizione del paziente affetto da artrite reumatoide, grazie al recente ingresso nell'armamentario terapeutico dei "farmaci biologici". Questi ultimi costituiscono un innovativo e specifico trattamento capace di rallentare o, addirittura, di arrestare il percorso evolutivo della malattia; il massimo dell'efficacia terapeutica lo si può ottenere, però, a condizione che la terapia venga intrapresa prima che si instauri il danno articolare strutturale, ossia rigorosamente in "fase *early*". Si tratta quindi di un'opportunità però vincolata ad una limitazione temporale: alla cosiddetta "finestra dell'opportunità".

Quindi, con *early arthritis* dobbiamo ora intendere non solo la **"diagnosi precoce"** prima che intervenga il danno anatomico, ma soprattutto il conseguente **"trattamento terapeutico idoneo e tempestivo"**, capace di modificare o di arrestare il decorso naturale della malattia.

In base a quanto premesso, appare chiaro che la definizione di diagnosi precoce

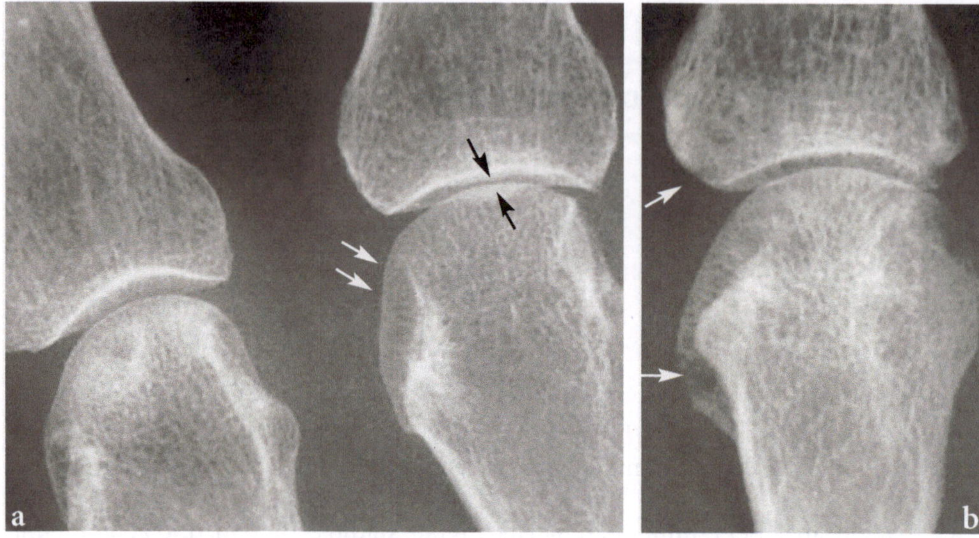

Fig. 1a,b a Paziente con artrite reumatoide in stadio *early*. L'articolazione metacarpo-falangea colpita mostra l'omogeneo restringimento della rima articolare (*frecce nere*) ed il diffuso assottigliamento della lamina corticale subcondrale (*frecce bianche*), meglio apprezzabile se comparata con la normale articolazione adiacente. **b** Paziente con artrite reumatoide in fase iniziale. Oltre l'omogenea riduzione dell'interspazio articolare, sono evidenti le iniziali lesioni erosive in *bare area* (*frecce bianche*)

sia limitata esclusivamente a quella fase evolutiva della malattia entro la quale possa ancora essere garantito il massimo dell'efficacia terapeutica dei **farmaci biologici** e di alcuni DMARDs tradizionali.

Appare altrettanto chiaro che la conferma diagnostica strumentale di malattia, che partecipi a legittimare la terapia con i biologici, non possa essere più rivolta alla

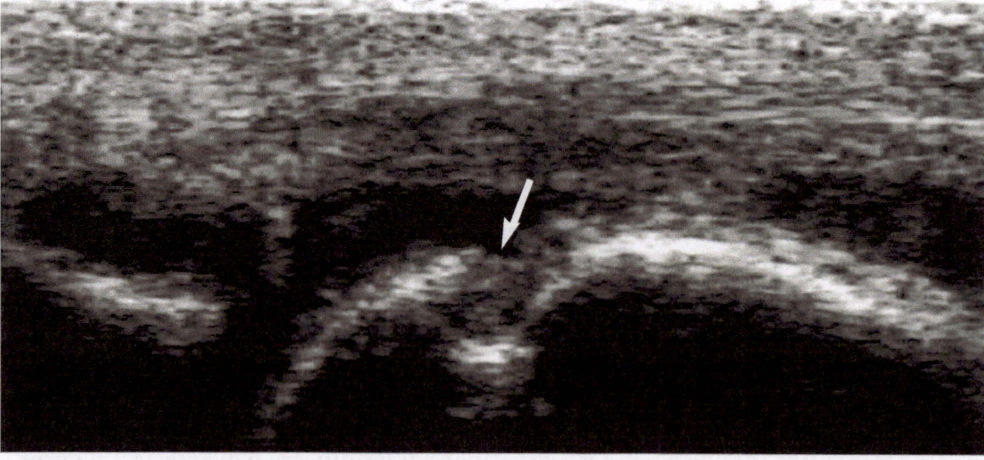

Fig. 2 Paziente con artrite reumatoide in fase iniziale. L'esame ecografico dell'articolazione metacarpo-falangea colpita dimostra la corrispondente sinovite, prevalentemente essudativa, e la presenza di un'erosione ossea della testa metacarpale (*freccia*), inizialmente sfuggita al preliminare studio radiologico convenzionale

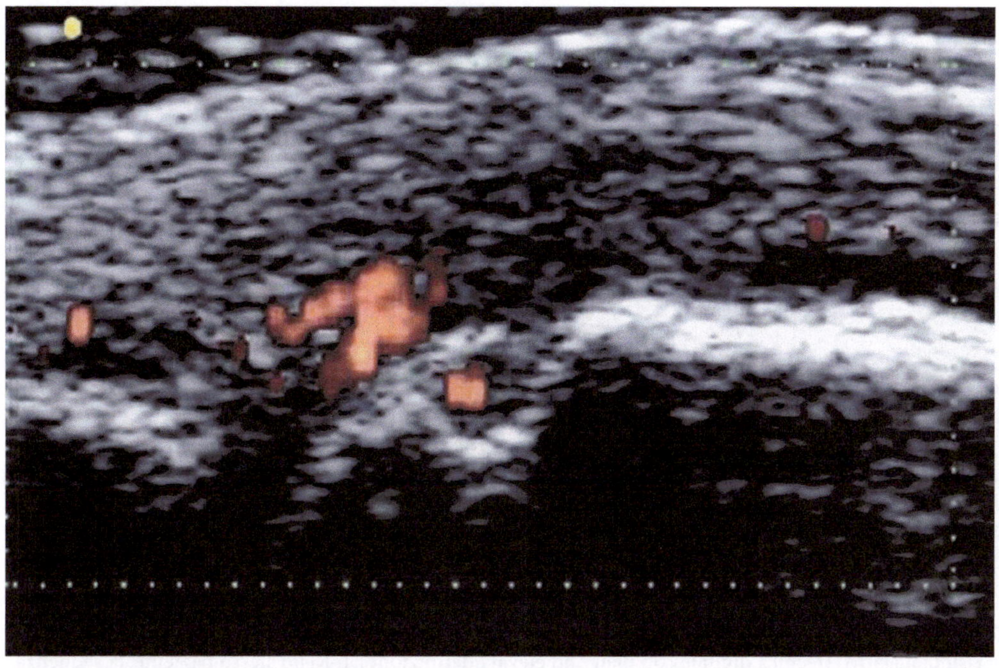

Fig. 3 Stesso paziente del caso precedente. La valutazione power Doppler consente di stabilire l'entità della vascolarizzazione della sinovia ipertrofica, indice dell'attività infiammatoria. L'esame permette inoltre di dimostrare il panno iperemico che "occupa" l'erosione ossea

dimostrazione dell'erosione, bensì ad uno stadio ancora più precoce, ossia a quelle alterazioni articolari che anticipano l'erosione stessa: la sinovite e l'edema osseo. Dal punto di vista clinico, la cronologia di questa fase è stata definita come il periodo caratterizzato da una sinovite che duri da almeno tre mesi, ma meno di sei mesi. Per tale motivo le metodiche imaging di elezione non possono più essere la radiologia convenzionale e l'ecografia ed il loro posto è stato preso dall'eco-power Doppler e, soprattutto, dalla risonanza magnetica, senza e con mezzo di contrasto (Figg. 3, 4).

L'importanza di conseguire la diagnosi nell'*early stage* anche delle spondiloentesoartriti si fonda sulla efficacia terapeutica dei farmaci biologici, che si è dimostrata pari, o addirittura superiore, a quella riscontrata nell'artrite reumatoide per il fatto che in questo gruppo di affezioni i DMARDs tradizionali sono molto meno efficaci; anche in questo caso, però, con la condizione che il trattamento sia intrapreso in fase precoce.

La fase iniziale dell'impegno assile delle spondiloartriti sieronegative, di norma, mostra difficoltà di diagnosi clinica ancora maggiori rispetto all'artrite reumatoide in quanto la distinzione tra lombalgia infiammatoria e meccanica non è sempre agevole e, per questo motivo, la diagnosi spesso non è precoce. Fortunatamente, però, la velocità di progressione della malattia è meno rapida che nell'artrite reumatoide, per cui i limiti cronologici entro cui racchiudere la fase *early* sono significativamente più ampi.

Pur tuttavia, il ricorso precoce alla conferma diagnostica strumentale tramite risonanza magnetica (Fig. 5) potrà, nei casi positivi, dimostrare la presenza dell'edema spongioso focale nelle sedi in cui si realizzerà l'erosione ossea ed in quelle in cui ha avuto inizio la flogosi entesitica e consentire quindi l'azione frenante della moder-

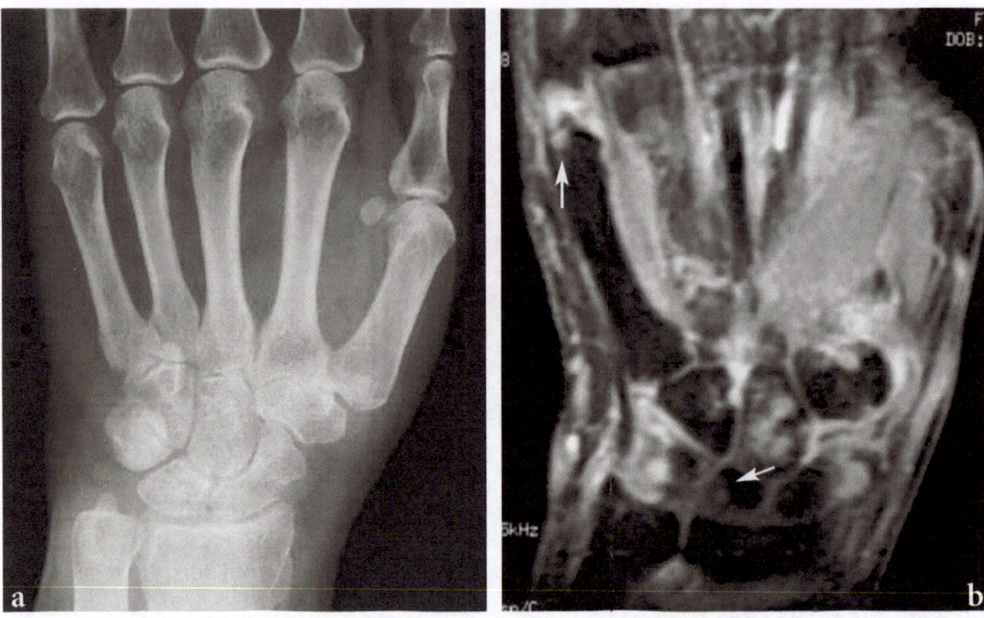

Fig. 4a,b Paziente con artrite reumatoide in stadio *early*. **a** Il preliminare studio radiologico convenzionale risulta negativo (tecnica digitale con plates ad elevata definizione). **b** Nello stesso paziente, la sequenza STIR del successivo controllo RM ha consentito di evidenziare la presenza di intenso edema osseo a carico del capitato e dello scafoide; è apprezzabile anche un'area circoscritta di ipersegnale (verosimile osteite pre-erosiva, secondo la definizione di Peterfy) a livello del semilunare e della testa del 5° metacarpale (*frecce*). È anche presente una discreta quota di versamento intra-articolare in sede intercarpica

na terapia sull'evoluzione della malattia prima ancora che il danno strutturale si sia realizzato.

Si tratta di un gioco di squadra nel quale il reumatologo è il realizzatore, ma nel quale è ugualmente fondamentale la velocizzazione dell'azione da parte del medico di medicina generale e del radiologo.

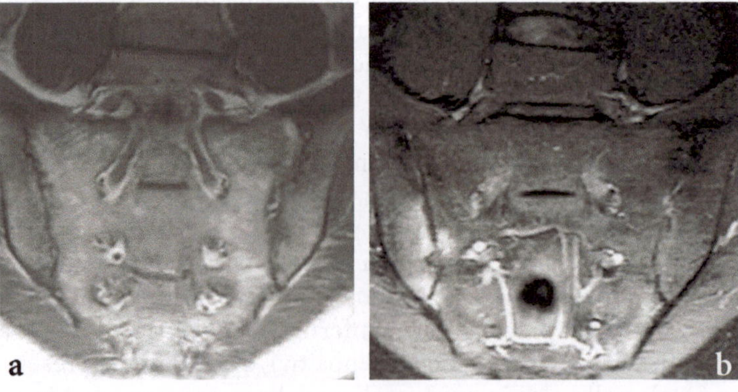

Fig. 5a,b **a** Controllo RM in paziente con entesoartrite psoriasica, affetto da già nota sacroileite bilaterale (stadio 2 secondo New York). **b** La sequenza STIR dimostra la fase di attività infiammatoria a destra

PARTE I
ARTRITE REUMATOIDE

1 ARTRITE REUMATOIDE

SINOSSI CLINICA

MARCO CIMMINO

DEFINIZIONE

L'artrite reumatoide (AR) è una malattia infiammatoria cronica autoimmune che, oltre a colpire le articolazioni, determina spesso un interessamento sistemico.

Da un punto di vista classificativo, è caratterizzata dalla presenza di criteri clinici quali l'artrite di almeno tre articolazioni, l'interessamento delle mani, la simmetria, i noduli reumatoidi e la rigidità mattutina, associati a positività del fattore reumatoide IgM e del risultato di un esame radiografico, almeno per osteoporosi iuxta-articolare. Tuttavia, una diagnosi effettuata sulla base di questi criteri potrebbe essere tardiva, mentre la tempestività della stessa è necessaria per ottenere il massimo vantaggio dalla terapia utilizzata. Il ricorso alla ricerca degli anticorpi anti-peptide ciclico citrullinato (CCP), una proteina più specifica e precoce del FR IgM, e dei segni precoci di sinovite e di danno osseo attraverso la RMN e l'ultrasuonografia sono gli ausili moderni per anticipare la diagnosi.

EZIOLOGIA

L'eziologia dell'AR non è nota, ma si presume che essa derivi dall'attivazione dell'immunità per antigeni sconosciuti in soggetti geneticamente predisposti per la presenza del cosiddetto "epitopo reumatoide", una sequenza aminoacidica (LLEQRRAA) dell'antigene di istocompatibilità HLA DRB1. Tra gli antigeni proposti vi sono il collageno, antigeni virali (ad es. EBV, PVB19, ecc.) e batterici (*Proteus mirabilis*). Attraverso l'HLA, l'antigene viene presentato da cellule dendritiche, macrofagi e sinoviociti a cloni linfocitari T CD4+ che, se opportunamente co-stimolati, inducono la formazione di auto-anticorpi, da parte delle cellule B, e di cloni di cellule T autoreattive. Queste producono o inducono la produzione di citochine, molecole di adesione, proteasi, radicali liberi, ossido nitrico, e neuropeptidi che contribuiscono all'infiammazione. Le citochine proinfiammatorie, quali interleuchina 1 (IL-1) e *tumor necrosis factor*-α (TNF-α), giocano un ruolo importante nell'iniziare e perpetuare i processi infiammatori e distruttivi nell'articolazione reumatoide. Queste citochine regolano molti geni indotti dal *nuclear factor* kB che controllano ed amplificano l'espressione di altri tipi di citochine e delle prostaglandine (attraverso la regolazione della cicloossigenasi-2). PGE$_2$ e ossido nitrico promuovono la flogosi e partecipano, insieme alle citochine, alla distruzione della cartilagine e dell'osso subcondrale che è provocata dagli osteoclasti attivati dal sistema *rank*-ligando/osteoprotegerina. Osteoporosi iuxta-articolare ed erosioni rappresentano la conseguenza di questo processo.

EPIDEMIOLOGIA

La frequenza dell'AR in Italia è di circa 0,4%, con un rapporto maschi:femmine pari a 5:1. L'età di esordio della malattia si sta innalzando con una media alla diagnosi che si avvicina ai 55-60 anni. La frequenza della AR sembra essere in diminuzione rispetto a qualche decennio fa nei paesi anglosassoni, aspetto questo che gli studi epidemiologici italiani non hanno confermato. Sono noti alcuni fattori di rischio per AR, quali il fumo di sigaretta ed una dieta ricca in carne rossa e povera di vitamina C.

SINTOMI

Il paziente tipo con AR presenta una artrite poliarticolare simmetrica accompagnata da rigidità mattutina di lunga durata. Il dolore e la tumefazione sono localizzati nelle sedi articolari interessate e contribuiscono a diminuire la funzionalità articolare e la possibilità di compiere le comuni attività della vita quotidiana. Vi sono alcuni questionari autocompilati (*Health Assessment Questionnaire*, HAQ; *Functional Disability Index*, FDI; *Arthritis Impact Measurement Scale*, AIMS) che permettono di valutare lo stato funzionale del paziente con AR. Molto spesso l'AR si associa ad astenia, febbricola, calo ponderale, anemia ed osteoporosi, tutte condizioni indotte da TNFα ed IL-1. Altre manifestazioni extra-articolari dell'AR includono i noduli reumatoidi, la sindrome secca o sindrome di Sjögren secondaria, le sierositi, la fibrosi polmonare interstiziale, la neuropatia periferica, l'amiloidosi secondaria e la vasculite reumatoide. Un numero elevato di articolazioni colpite, la positività del fattore reumatoide e degli anticorpi anti-CCP, il sesso femminile, la presenza dell'epitopo reumatoide, elevati indici di flogosi, erosività precoce, basso livello socio-economico ed un HAQ elevato sono tutti fattori prognostici di evoluzione aggressiva nell'AR all'esordio.

LABORATORIO

Non esistono test specifici per la diagnosi di AR; le indagini di laboratorio più comunemente utilizzate servono a confermare la presenza di una flogosi ed a dimostrare il fattore reumatoide IgM (auto-anticorpo di classe IgM che reagisce con le IgG). Gli indici di flogosi sono importanti mezzi per monitorare l'attività di malattia e la risposta ai farmaci. La velocità di eritrosedimentazione (VES) e la proteina C reattiva (PCR) sono gli indici più frequentemente utilizzati sia nella pratica clinica che negli studi controllati. Essi sono correlati con altri indici di malattia e anche con la sua progressione radiologica. La PCR è più sensibile ai cambiamenti dell'infiammazione e meno sensibile a fattori extrainfiammatori, ad eccezione di quelli infettivi. Nei pazienti con AR attiva è spesso presente una anemia normocromica normocitica, espressione di eritropoiesi inefficace propria delle malattie infiammatorie croniche nelle quali il ferro viene sequestrato a livello del sistema reticolo-endoteliale. L'anemia e la trombocitosi possono costituire un indice supplementare di attività della malattia. La presenza del fattore reumatoide non è specifica poiché esso viene riscontrato in una discreta percentuale di soggetti anziani sani ed in altre condizioni patologiche su base autoimmune o infettiva, quale ad esempio l'infezione da HCV. È interessante notare che il fattore reumatoide IgM può precedere di anni la comparsa della AR clinica e che i soggetti sani con fattore reumatoide IgM hanno maggiore probabilità di sviluppare un'AR. Gli anticorpi anti-CCP, prima citati, presentano maggiore sensibilità e specificità rispetto al fattore reumatoide.

L'analisi del liquido sinoviale conferma la presenza di una elevata cellularità, tipica delle forme infiammatorie, ma non è di aiuto nella diagnosi differenziale, ad eccezione di quella con le artriti settiche o con quelle microcristalline.

2 ARTRITE REUMATOIDE

QUADRO IMAGING

GIACOMO GARLASCHI, ENZO SILVESTRI, MARCO FALCHI, ALESSANDRO MUDA

L'artrite reumatoide, clinicamente e istologicamente considerata una malattia infiammatoria sistemica del tessuto connettivo, è una poliartrite cronica con caratteristico interessamento articolare e simmetrico dello scheletro assile ed appendicolare. Trattandosi di una *polisinovite* la malattia può interessare, oltre le articolazioni, le guaine tendinee e le borse cui corrispondono quadri radiologici spesso caratteristici anche se non sempre specifici.

Al di là delle piccole articolazioni (polso, mani e piedi) che rappresentano le localizzazioni più precoci di malattia e che saranno oggetto di ampia trattazione nel Capitolo 3, utile risulta procedere ad una sintetica analisi delle sedi più frequentemente colpite e delle relative alterazioni.

SCHELETRO ASSILE

L'interessamento dello scheletro assile in corso di artrite reumatoide è pressoché esclusivamente limitato al tratto cervicale, con predilezione per le articolazioni occipito-atlo-assiali, ed è clinicamente caratterizzato da frequenti manifestazioni neurologiche legate all'accentuata mobilità del dente dell'epistrofeo, per azione del panno sinoviale, ed alla conseguente lassità del legamento trasverso dell'atlante con secondaria sublussazione atlo-assiale anteriore e possibile compressione delle arterie vertebrali e del midollo spinale. Ne consegue, pertanto, un malallineamento articolare del rachide cervicale ben dimostrabile al semplice esame radiografico in proiezione laterale con aumento della distanza atlo-odontoide superiore ai 3 mm (Fig. 2.1).

Con il progredire della malattia compaiono erosioni, principalmente a carico dell'epistrofeo, e osteolisi del processo odontoide, reperti questi meglio valutabili nelle fasi iniziali per via TC (Fig. 2.2). La RM (sequenze T1 pre- e post-contrastografiche; sequenze T2 con soppressione del grasso), rappresenta viceversa l'esame di elezione nella valutazione del coinvolgimento delle strutture mieliniche, delle strutture legamentose e dell'eventuale compressione del midollo spinale (Fig. 2.3).

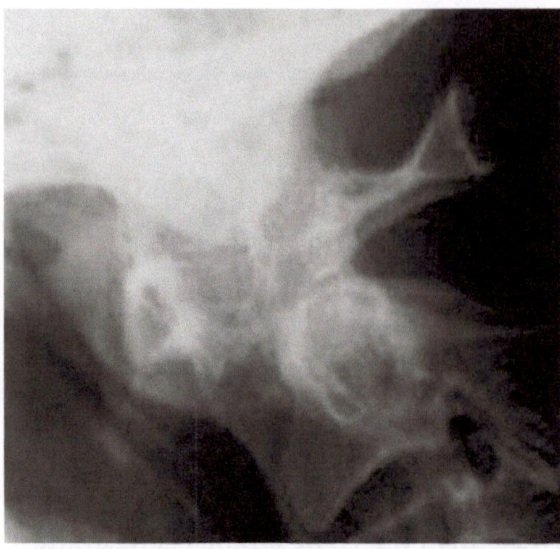

Fig. 2.1 L'esame radiografico dimostra iniziali disallineamento e sublussazione atlo-odontoide con aumento della rima articolare sopra i 3 mm

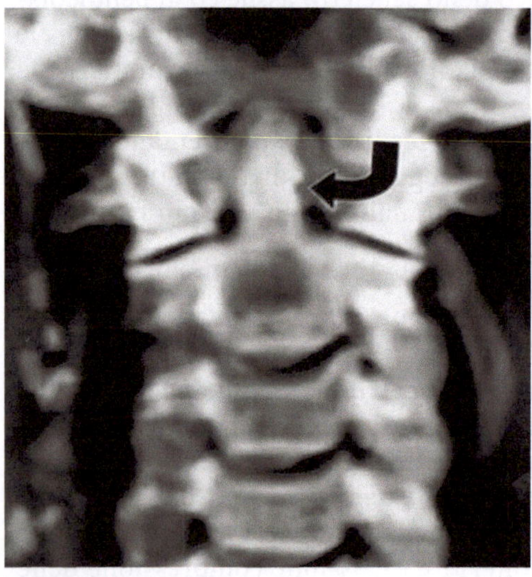

Fig. 2.2 La ricostruzione TC, eseguita secondo un piano di riferimento coronale, evidenzia una microerosione del dente dell'epistrofeo non valutabile per via convenzionale (*freccia*)

SCHELETRO APPENDICOLARE

SPALLA L'interessamento della spalla (è soprattutto l'articolazione gleno-omerale quella più frequentemente colpita) è caratteristico delle fasi avanzate di malattia ed è spesso associato a coinvolgimento delle strutture bursali, tenosinoviali e capsulolegamentose interessate primitivamente dal processo sinovitico o secondariamente per alterazione della congruenza articolare. Anche se la radiologia convenzionale consente una buona dimostrazione delle alterazioni articolari (riduzione dell'interlinea articolare; comparsa di erosioni marginali più frequenti sul versante superoesterno) (Fig. 2.4), è soprattutto la RM la tecnica in grado di valutare le iniziali e più precoci alterazioni quali la sinovite della borsa subacromion-deltoidea e l'edema spongioso subcondrale dei capi articolari caratteristico della fase di attività della malattia. La successiva compromissione ed eventuale rottura della cuffia dei rotatori,

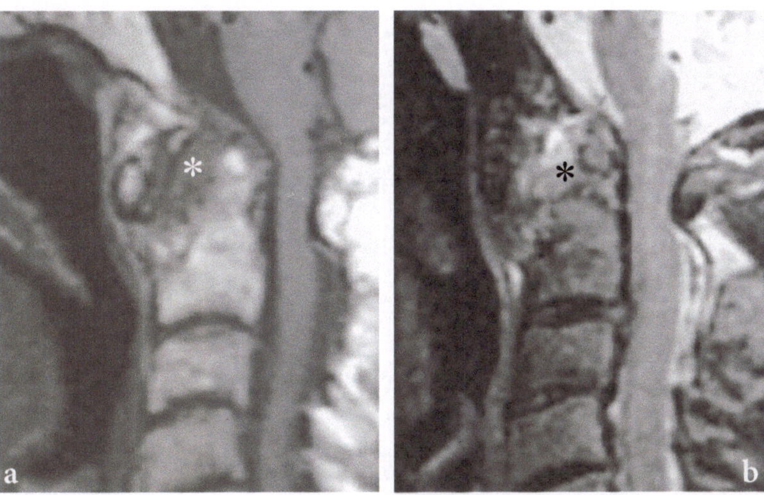

Fig. 2.3 L'esame RM del rachide cervicale in paziente con artrite reumatoide, eseguita secondo un piano di riferimento sagittale, evidenzia in corrispondenza dell'articolazione atlo-odontoide una grossolana proliferazione sinoviale, che appare ipointensa (*asterisco bianco*) nella sequenza T1 ponderata (**a**) ed iperintensa (*asterisco nero*) nella sequenza pesata in T2 (**b**). Il panno sinoviale avvolge il dente dell'epistrofeo, che appare sede di lesioni erosive

causa della risalita della testa omerale con riduzione dello spazio subacromiale, trova nell'ecografia e nella RM le indagini di elezione in grado di consentire uno studio ottimale delle alterazioni tendineo-legamentose (Fig. 2.5).

GOMITO Le articolazioni del gomito e la borsa olecranica possono essere interessate dal processo reumatoide specie nelle fasi più avanzate. È soprattutto l'ecografia la

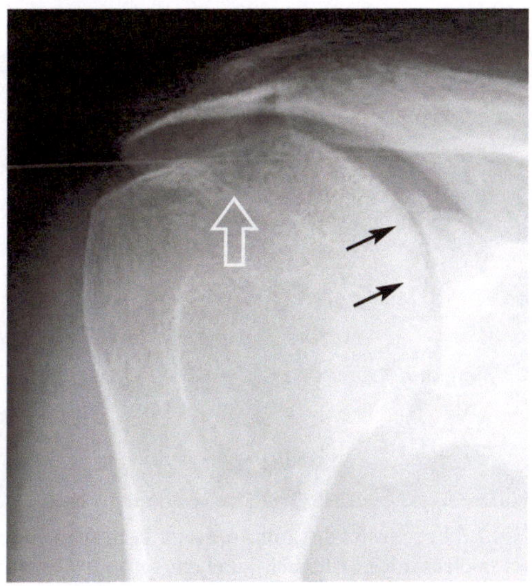

Fig. 2.4 Significativa riduzione dell'interlinea articolare con evidenti alterazioni di tipo erosivo sia sul versante gleno-omerale (*frecce nere*) che in corrispondenza del versante supero-esterno della testa omerale (*freccia vuota bianca*)

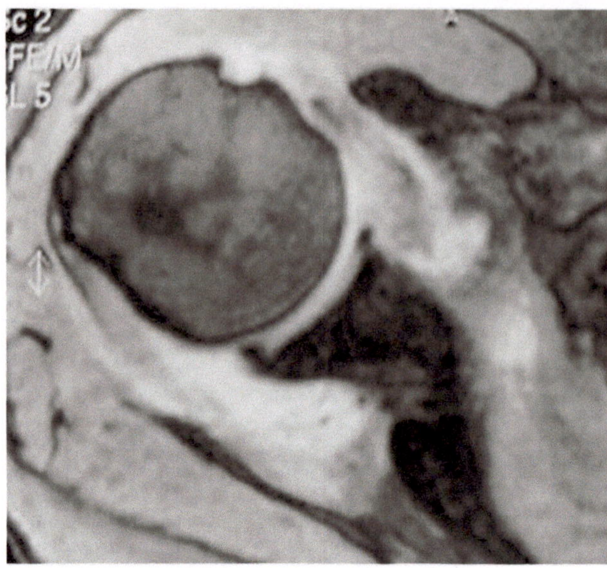

Fig. 2.5 La RM, eseguita con sequenza FFE e secondo un piano di riferimento assiale, dimostra un quadro complesso di rottura del tendine sottoscapolare e del tendine del capo lungo del bicipite brachiale nel contesto di un diffuso impegno sinoviale dell'articolazione gleno-omerale con significativa distensione dei recessi capsulari

tecnica più indicata nella valutazione del versamento e della borsite mentre la radiologia convenzionale consente una buona dimostrazione delle lesioni ossee specie in fase avanzata (dalle erosioni alla progressiva distruzione con marcato disallineamento articolare causa di grave compromissione dei movimenti di flesso-estensione e di prono-supinazione). Spetta infine all'ecografia ed alla RM l'analisi di eventuali complicanze quali rotture tendinee o sindromi canalari da compressione secondarie alla distensione capsulare o alla comparsa di cisti sinoviali, in particolar modo a danno del nervo ulnare (Fig. 2.6).

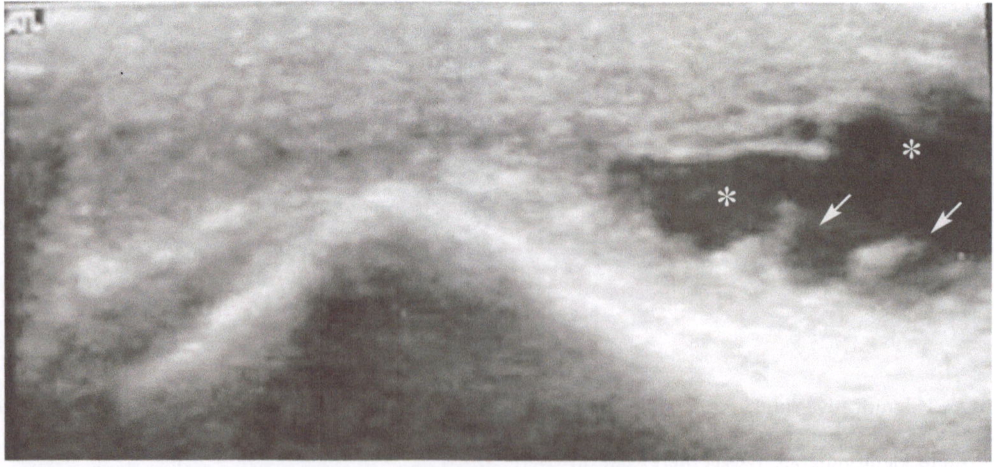

Fig. 2.6 L'ecografia del gomito, eseguita in scansione trasversale, dimostra una marcata distensione della borsa olecranica (*asterischi*), nel cui contesto sono apprezzabili gettoni di iperplasia sinoviale (*frecce*)

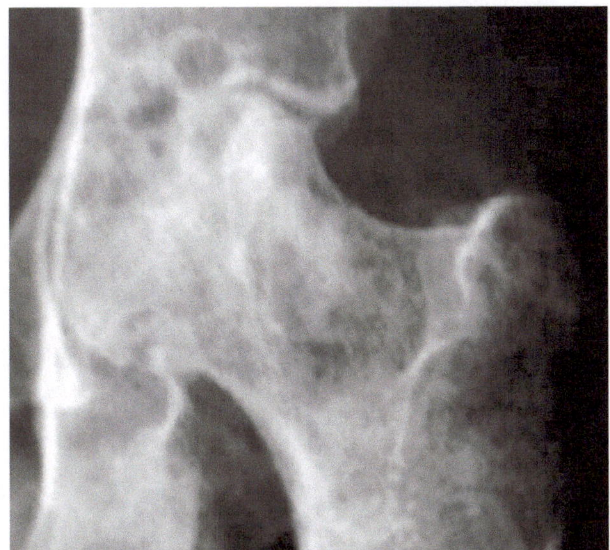

Fig. 2.7 Sono bene apprezzabili all'esame radiografico il grossolano riassorbimento e rimodellamento osseo con progressiva riduzione della rima articolare

ANCA L'interessamento delle articolazioni coxo-femorali in corso di AR, strettamente correlato all'evoluzione della malattia, trova nella radiologia convenzionale la tecnica di primo approccio in grado di definire la bilateralità e la simmetricità delle lesioni, la progressiva riduzione della rima articolare, il riassorbimento ed il rimodellamento osseo sino alla protrusione acetabolare (Fig. 2.7). Utile può essere il ricorso alla TC nei casi non correttamente etichettati per via convenzionale o, come valutazione pre-chirurgica, nei casi di prevista protesizzazione, mentre l'ecografia viceversa trova indicazione nel riscontro di versamenti articolari e nella diagnosi di interessamento della borsa ileo-pettinea.

GINOCCHIO È frequentemente coinvolto in corso di AR e l'interessamento può riguardare, spesso simultaneamente, i tre compartimenti articolari, le borse sinoviali e le guaine tendinee con distribuzione in genere bilaterale. L'esordio clinico-radiologico è rappresentato dal versamento articolare con distensione della capsula e dei recessi articolari (l'ecografia con tecnica PWD rappresenta in questa fase l'indagine di elezione in grado di differenziare la componente liquida dalla componente proliferativa e di rilevare inoltre la fase di attività della stessa). La successiva usura della cartilagine articolare determina inizialmente restringimento simmetrico della rima articolare, ben documentabile dalla radiologia convenzionale in ortostasi, e successivamente la comparsa di erosioni meglio documentabili con la TC ma soprattutto con la RM in grado di evidenziare non solo la reale estensione del danno erosivo articolare ma contestualmente anche il grado di compromissione dell'apparato legamentoso (Fig. 2.8).

L'evoluzione, caratterizzata da episodi acuti recidivanti può causare la comparsa di grossolane formazioni cistiche [(la più nota è la cisti di Baker contraddistinta da marcata distensione della borsa comune del gastrocnemio-semimembranoso comunicante con meccanismo a valvola con la cavità articolare (Fig. 2.9) la cui possibile

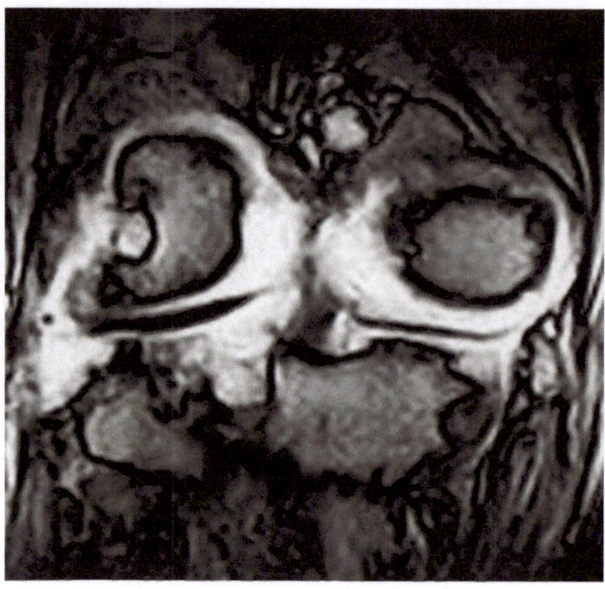

Fig. 2.8 L'esame RM del ginocchio, eseguito in scansione coronale e sequenza GE T2, dimostra la presenza di grossolane erosioni associate a marcato versamento articolare iperintenso

rottura può simulare una sindrome tromboflebitica)]. Possibile infine nelle localizzazioni di vecchia data la comparsa, a causa di gravi processi distruttivi scheletrici, di disallineamento articolare e di anchilosi di grado elevato.

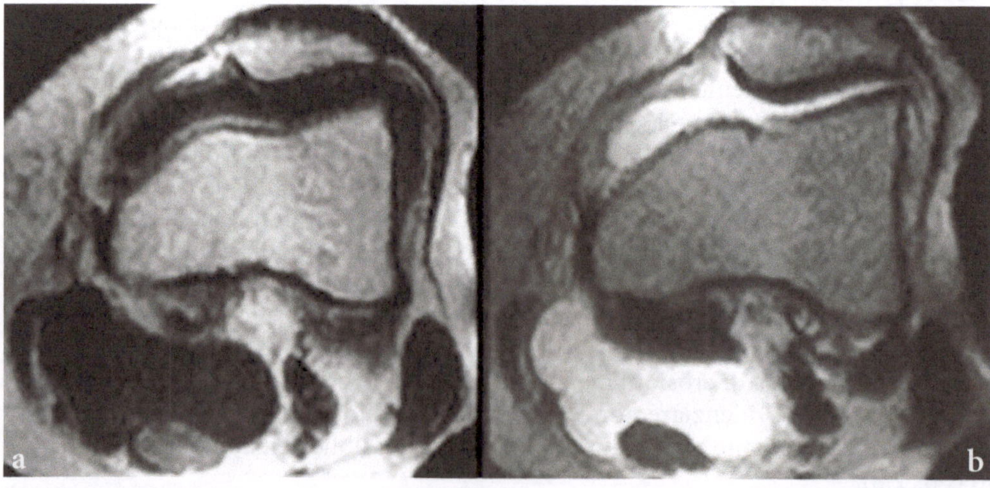

Fig. 2.9a,b La RM del ginocchio, eseguita secondo un piano di riferimento assiale, dimostra a sinistra (sequenza SE T1) la presenza in sede poplitea di una voluminosa formazione ipointensa, a contorni netti e regolari. Il reperto, caratterizzato da diffusa iperintensità di segnale nella sequenza a destra (sequenza ad elevato contrasto SE T2), è ascrivibile a marcata distensione della borsa comune del gastrocnemio-semimembranoso. Coesiste abbondante quota di versamento articolare

3 ARTRITE REUMATOIDE

IMAGING E STADIO EARLY

GIACOMO GARLASCHI, ENZO SILVESTRI, MARCO FALCHI, ALESSANDRO MUDA

Anche se le articolazioni coinvolte possono essere molteplici, specie nelle fasi avanzate di malattia, come in precedenza sottolineato, sono soprattutto le piccole articolazioni (metacarpo-falangee, metatarso-falangee, interfalangee prossimali delle mani e dei piedi) le sedi di più precoce interessamento e, pertanto, di più significativo impatto diagnostico. Risulta pertanto di fondamentale importanza, al fine di stabilire il più corretto approccio diagnostico, focalizzare l'impatto delle più avanzate tecniche di imaging nella definizione e nell'analisi delle fasi più precoci di coinvolgimento reumatoide. Come noto la prorompente evoluzione della moderna diagnostica per immagini ha consentito di ottenere preziosi e, spesso, insostituibili rilievi semeiologici indispensabili per un migliore e più approfondito inquadramento clinico del paziente. Spetta infatti alla diagnostica per immagini supportare la diagnosi clinica, consentire il più precoce ed adeguato trattamento terapeutico, valutarne l'efficacia e seguire l'evoluzione di malattia.

Nella **fase pre-radiologica o stadio *early***, è di fondamentale importanza l'impiego delle indagini di elezione, quali l'ecografia ad alta risoluzione associata alle tecniche Doppler e la risonanza magnetica basale e dinamica, soprattutto in considerazione dell'avvento di farmaci che, se impiegati precocemente, modificano in senso positivo la storia naturale della malattia evitando l'insorgenza di danni articolari permanenti.

Viceversa nella **fase radiologica**, caratterizzata da un quadro clinico ben definito e da un danno anatomico presente e radiologicamente riconoscibile, l'ecografia e la RM risultano di estrema utilità nella definizione dello stato di attività o di quiescenza della malattia e nell'analisi dell'efficacia del trattamento terapeutico.

Nella **fase tardiva o conclamata**, infine, risulta marginale il ruolo della diagnostica per immagini, utilizzata prevalentemente nel ricercare gli esiti e le complicanze ormai strutturate.

RADIOLOGIA CONVENZIONALE

L'esame radiografico diretto ha da sempre svolto un ruolo di rilevante importanza nella diagnosi e nel follow-up dei pazienti affetti da artrite reumatoide. Molteplici e diversi furono gli autori che cercarono di sviluppare metodi "quantitativi" di valutazione dell'esame radiografico basati sulla ricerca di *score radiografici* in grado di fornire una guida diagnostica utile per valutare la presenza di malattia e l'efficacia del trattamento terapeutico, criteri tuttavia significativamente penalizzati sia dalla mancanza di un protocollo radiografico universalmente accettato sia dall'estrema variabilità inter- e intra-individuale delle singole misurazioni.

L'esigenza sempre più pressante di una diagnosi precoce e, al tempo stesso, il progressivo affinamento di altre metodiche di imaging quali l'ecografia e la RM, in grado di fornire rilievi sempre più fini, hanno progressivamente relegato la radiologia convenzionale a tecnica complementare i cui vantaggi sono attualmente legati ai tempi brevi di esecuzione, al basso costo e all'ampia diffusione delle apparecchiature. L'avvento dei cosiddetti "sistemi digitali" in grado di rielaborare l'immagine, modellare il contrasto al fine di meglio evidenziare le componenti ossee e peri-articolari, ottenere ingrandimenti di particolari senza sottoporre i pazienti ad ulteriori esposizioni, non ha consentito una rivalutazione della radiologia convenzionale per l'impossibilità di una corretta analisi dei tessuti molli peri-articolari e delle strutture tendinee a livello dei quali si estrinsecano le prime manifestazioni di malattia.

Ci sembra pertanto opportuno procedere ad una particolareggiata analisi delle possibilità e dei limiti della radiologia tradizionale nella valutazione delle sedi di più precoce interessamento reumatoide.

Una corretta indagine non può prescindere dalla esecuzione di radiogrammi di base, da eseguire ogniqualvolta il paziente si sottopone a controlli routinari, e di radiogrammi "mirati" in grado di rispondere a specifici quesiti clinici. È importante che l'esame sia condotto utilizzando tutti gli accorgimenti tecnici necessari (fuoco fine, accoppiata schermo-pellicola ad alta definizione, adeguati tempi di esposizione, ecc.) indispensabili per una efficiente valutazione delle singole strutture anatomiche.

RADIOLOGIA CONVENZIONALE E ARTRITE REUMATOIDE Il target principale dell'artrite reumatoide è, come noto, la membrana sinoviale che riveste le articolazioni diartrodiali. Le lesioni a carico della cartilagine articolare e dell'osso subcondrale, caratteristiche delle fasi intermedia ed avanzata di malattia, sono per lo più secondarie all'infiammazione sinoviale. Nella Tabella 3.1 sono sintetizzate le principali correlazioni anatomopatologiche e radiologiche, riscontrabili all'esame diretto, a livello delle articolazioni sinoviali in corso di malattia reumatoide.

Tabella 3.1

Rilievi anatomo-patologici	Quadro radiologico
Flogosi sinoviale e produzione di liquido	Edema dei tessuti molli ed ampliamento dello spazio articolare
Iperemia	Osteoporosi
Distruzione dell'osso "non protetto"	Erosioni ossee marginali
Distruzione della cartilagine da parte del panno	Riduzione dello spazio articolare
Distruzione dell'osso subcondrale	Comparsa di erosioni e di cisti subcondrali
Lassità capsulo-legamentosa	Deformazioni, sublussazioni e fratture
Anchilosi fibrosa ed ossea	Anchilosi ossea

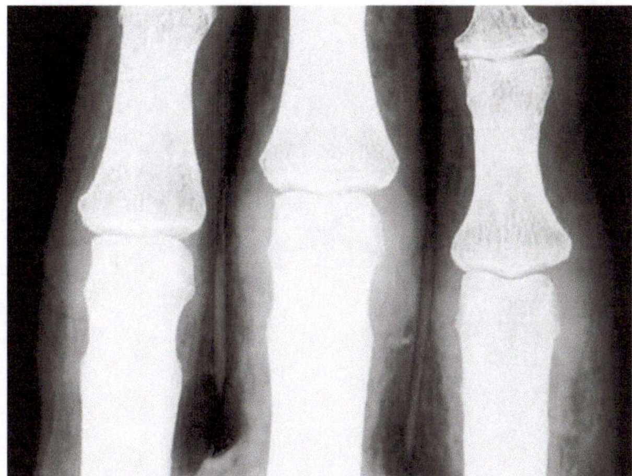

Fig. 3.1 L'esame radiografico dimostra la presenza di una aspecifica tumefazione, omogenea ed a contorni regolari, delle parti molli periarticolari a livello dell'interfalangea prossimale del 3° dito, con rigonfiamento simmetrico e fusiforme

La prima alterazione riconoscibile è la sinovite acuta caratterizzata da essudazione, infiltrazione cellulare (neutrofili, linfociti, plasmacellule), proliferazione, edema distrettuale con associati aumento del liquido intrarticolare e distensione capsulare, a cui possono corrispondere radiograficamente uno slargamento "aspecifico" dello spazio articolare ed una tumefazione dei tessuti molli (Fig. 3.1) contraddistinta da rigonfiamento *simmetrico* e *fusiforme* o *eccentrico* in rapporto alla flogosi delle guaine tendinee, non direttamente apprezzabile, e alla presenza di noduli reumatoidi.

L'imbottimento capsulare può solitamente essere individuato in regioni "strategiche" sotto forma di scomparsa del tessuto adiposo sottocutaneo, normalmente presente tra le teste metacarpali, e, conseguentemente, della relativa caratteristica immagine a "V rovesciata" (Fig. 3.2).

Il carattere prevalentemente "essudativo" della sinovite reumatoide, strettamente legato alla congestione vasale e all'iperemia tipiche dei processi in fase acuta, rappresenta inoltre la causa dell'alterato trofismo osseo articolare la cui espressione più tipica è l'osteoporosi peri-articolare con iniziale assottigliamento della lamina ossea subcondrale (Fig. 3.3).

All'iniziale episodio sinovitico segue solitamente un'esacerbazione del processo per cui i sinoviociti, disposti a palizzata, vanno incontro a proliferazione dapprima disordinata, quindi polarizzata e finalizzata alla produzione del tipico panno; questo si dispone a velo sulla superficie articolare e si organizza in estroflessioni digitiformi causandone alterazioni morfologiche con duplice meccanismo enzimatico e meccanico. Ne conseguono comparsa di lesioni di natura erosiva sull'area nuda corticale (**bare areas**), distruzione della cartilagine di rivestimento con esposizione dell'osso subcondrale e distruzione dell'osso subcondrale sotto forma di aree multiple radiotrasparenti e di cavità pseudocistiche.

Radiograficamente si osserva, dopo una iniziale riduzione dello spazio articolare, la comparsa di irregolarità sulla superficie ossea espressione della irreversibilità del danno articolare causato dal processo infiammatorio. Le manifestazioni precoci coinvolgono dapprima il versante ulnare (comparsa di irregolarità a carico del pro-

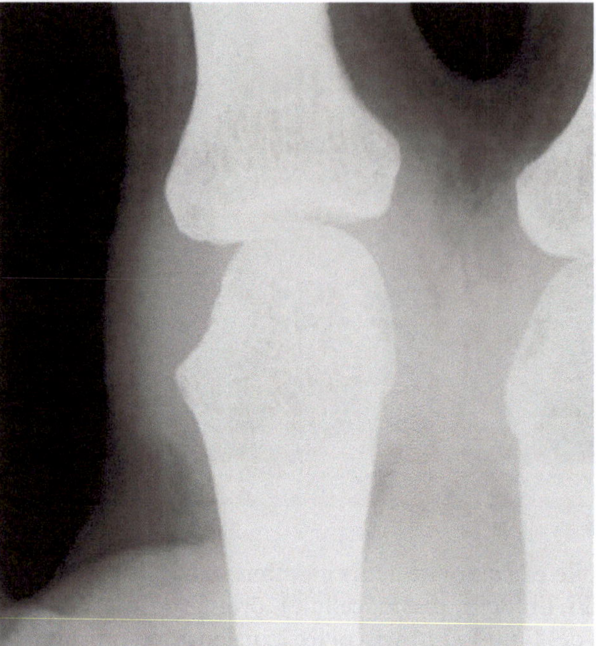

Fig. 3.2 L'esame radiografico diretto evidenzia la presenza di una aspecifica tumefazione delle parti molli periarticolari, per imbottimento capsulare delle adiacenti articolazioni metacarpo-falangee e scomparsa del normale piano di clivaggio interposto, radiotrasparente

cesso stiloideo ed interessamento secondario del piramidale), successivamente la faccia ulnare dell'epifisi distale del radio ed il compartimento radiocarpico (estendendosi per contiguità allo scafoide nella sua porzione medio-laterale non protetta dalla cartilagine) ed infine la filiera distale del carpo (Fig. 3.4b).

A carico della mano invece le articolazioni "bersaglio" sono le metacarpo-falan-

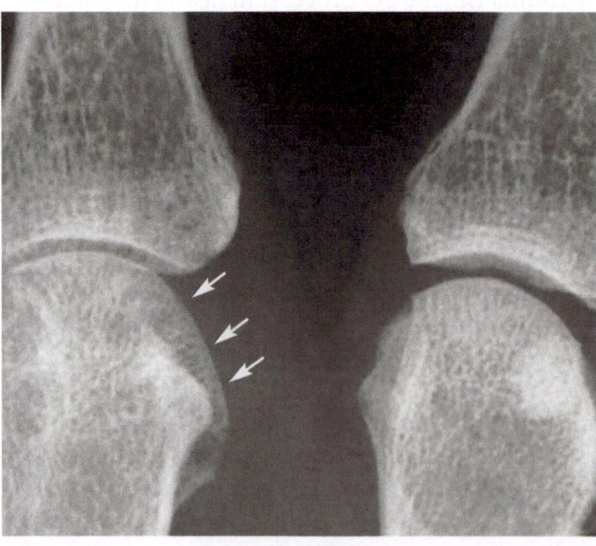

Fig. 3.3 L'esame radiografico dimostra in sede metacarpo-falangea una iniziale condizione osteoporotica iuxtarticolare, con assottigliamento della lamina ossea subcondrale (*frecce*)

gee e le interfalangee prossimali, specie del 2° e 3° dito, e riguardano con maggiore frequenza il capo prossimale articolare non protetto dalla cartilagine di rivestimento (Fig. 3.4a).

Le articolazioni interfalangee distali infine possono presentare erosioni marginali, meno estese rispetto a quanto avviene a livello prossimale, e solitamente sono espressione di sovrapposizione di un processo artrosico.

Il persistere del processo infiammatorio, in assenza di adeguata terapia, determina l'instaurarsi di alterazioni irreversibili altamente invalidanti (Fig. 3.5): il processo erosivo marginale può essere aggravato da meccanismi patogenetici concomitanti causa, a loro volta, di un completo sovvertimento strutturale dell'articolazione con associate deformità, più evidenti a livello delle dita (mano a colpo di vento, dito a boutonniere) (Fig. 3.6), per coinvolgimento tendineo-legamentoso.

L'incongruità delle superfici ossee a seguito dei processi erosivi può determinare un alterato allineamento del polso con medializzazione della filiera carpale prossimale e "sindrome della testa dell'ulna" da sublussazione dorsale di quest'ultima e diastasi del compartimento radio-ulnare inferiore per distruzione delle strutture fibrocartilaginee e legamentose di sostegno, alterazioni tutte visualizzate in maniera ottimale dal radiogramma in proiezione laterale.

Allorché, infine, il coinvolgimento sinoviale carpale diviene pancompartimentale, si verifica la progressiva riduzione fino all'obliterazione dello spazio articolare con possibile esito in anchilosi fibrosa, o più raramente ossea, di facile dimostrazione radiologica (Fig. 3.7).

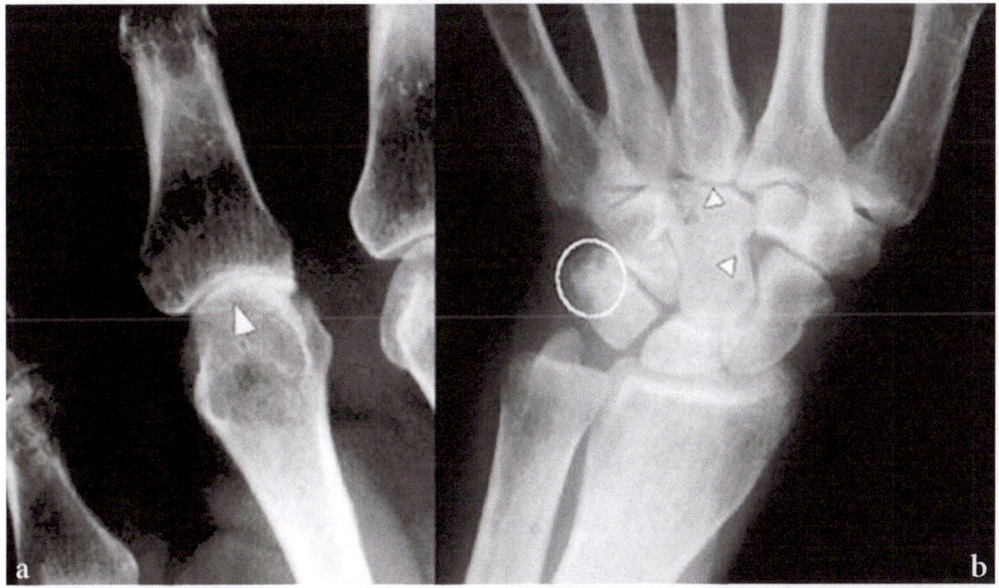

Fig. 3.4a,b In (**a**) sono ben evidenti la diffusa e concentrica riduzione della rima articolare e la presenza di iniziali irregolarità della superficie ossea della testa metacarpale (*punta di freccia*). In (**b**) si osservano, invece, una iniziale erosione del piramidale (*cerchio bianco*) associata ad alterazioni di tipo pseudocistico del capitato (*punte di freccia*)

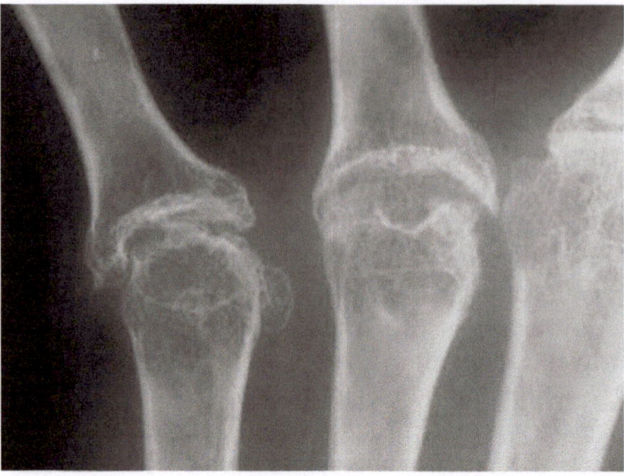

Fig. 3.5 Sono apprezzabili in sede meta-carpo-falangea grossolane alterazioni di tipo erosivo e di tipo distruttivo

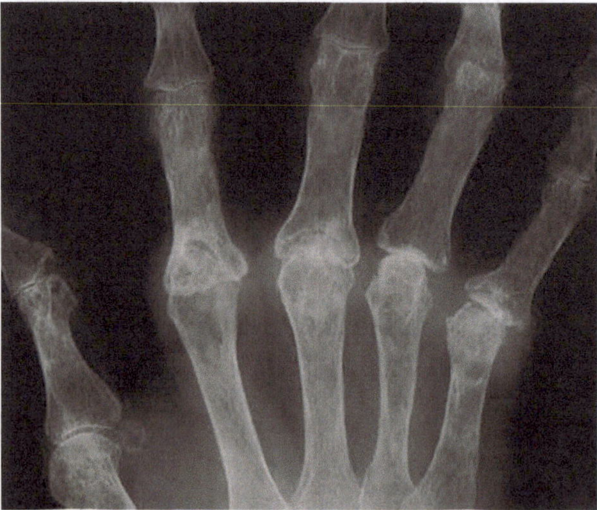

Fig. 3.6 Diffuse ed irreversibili lesioni ossee strutturali, con marcate deformità articolari associate, a carico di numerose articolazioni metacarpo-falangee e interfalangee

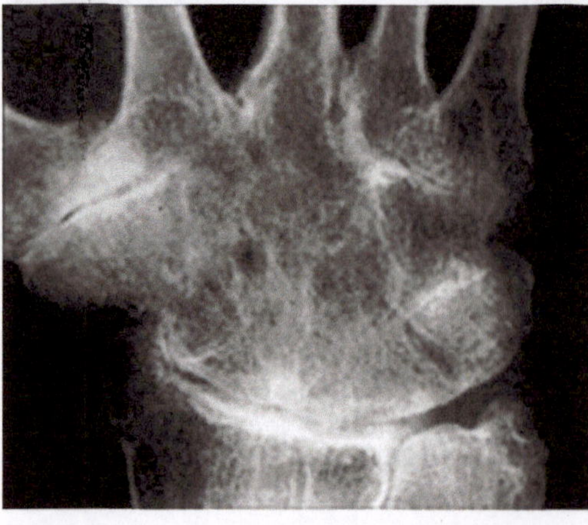

Fig. 3.7 Grave anchilosi ossea carpale con fusione sia della filiera prossimale che distale e scomparsa dei normali rapporti articolari

Ecografia

Le recenti innovazioni tecnologiche, associate allo sviluppo di avanzati software, e l'avvento di trasduttori ad alta frequenza, di nuovi moduli Doppler, oltre quello del tutto recente di mezzi di contrasto ecografici, la cui conoscenza risulta fondamentale per una corretta esecuzione dell'esame, hanno reso l'ecografia tecnica fondamentale nell'iter diagnostico dell'artrite reumatoide. La possibilità infatti di integrare l'informazione ecotomografica con l'analisi dei rilievi flussimetrici mediante tecniche Doppler può consentire il monitoraggio dello stato infiammatorio sulla base dell'entità dell'iperemia e delle resistenze al flusso.

Come noto la qualità dell'immagine ecografica è correlata alla capacità di rappresentare le strutture in esame in maniera più o meno corrispondente alla realtà anatomica. Fondamentale risulta pertanto la scelta del trasduttore, frutto di un compromesso tra *risoluzione spaziale perseguita* e *penetrazione in profondità degli US*, parametri rispettivamente direttamente ed inversamente proporzionali alla frequenza del fascio ultrasonoro. Ne consegue pertanto la necessità di utilizzare nello studio ecografico di superficie trasduttori con frequenza intorno a 7,5 MHz, lineari o anulari, ottimali per dettaglio anatomico nei primi 6-7 cm. di spessore e per panoramicità della regione esaminata grazie ad una specifica focalizzazione per gli strati superficiali e all'ottimizzazione della risoluzione spaziale e di contrasto. Questo costituisce nello studio della mano e del piede lo standard qualitativo minimo per un buon esame ecografico di base, indipendentemente dalla disponibilità di trasduttori meccanici od elettronici. Attualmente il *gold standard* prevede l'utilizzo di trasduttori lineari elettronici "dedicati", multifrequenza da 5-13 MHz, in grado di fornire immagini di elevata qualità su tutto il campo esplorato. Questi trasduttori sfruttano una sofisticata tecnologia di focalizzazione multipla che consente una ottimale rappresentazione del campo di vista vicino pur mantenendosi adeguate la penetrazione e la risoluzione di contrasto anche in profondità. In questo modo si evita il ricorso a distanziatori, altrimenti indispensabili nello studio degli strati più superficiali, per non incorrere in artefatti connessi a un'insufficiente focalizzazione superficiale e conseguente scarsa risoluzione spaziale. Sono infine disponibili sonde ad altissima frequenza, da 15 MHz a 20 MHz, caratterizzate da eccezionale dettaglio anatomico, da riservare a casi selezionati come applicazione di secondo livello, ma di limitato utilizzo routinario per la scarsa panoramicità.

Il color Doppler molto efficace nel valutare i flussi ad alta-media velocità, non lo è altrettanto nel rilevare i flussi particolarmente lenti tipici dei distretti più periferici come quello muscolo-scheletrico ove invece risulta fondamentale il ricorso al power Doppler che, a differenza del color Doppler, non fornisce dati sulla velocità e direzione del flusso bensì sull'intensità del segnale all'interno dei vasi esplorati. Ne conseguono due vantaggi fondamentali: un intervallo dinamico maggiore in termini di potenza disponibile per la rappresentazione del segnale; una relativa indipendenza dal valore dell'angolo di incidenza tra il fascio ultrasonoro e la direzione del flusso campionato. Ciò si traduce in una maggiore sensibilità nella dimostrazione dei flussi lenti ed in una migliore dimostrazione del decorso di vasi irregolari e tortuosi. Il segnale Doppler contiene informazioni riguardanti tre parametri di flusso: la velocità, la direzione e il numero dei globuli rossi contenuti nel volume campione. I primi due costituiscono gli elementi informativi dell'immagine color Doppler; il terzo determina l'ampiezza del segnale, ovvero la sua intensità, ed è rappresentato dal power Doppler che può pertanto identificare solamente la presenza di flussi e non la loro direzione. Tuttavia l'utilizzo del power Doppler nel distretto muscolo-scheletrico appare ottimale anche se i limiti propri di tale tecnica (assenza dell'*aliasing*, spiccata sensibilità agli artefatti da movimento, impossibilità di identificare la direzione del flusso) possono talora influenzarne negativamente le possibilità diagnostiche. L'avvento di mezzi di contrasto infine costituisce l'ultima frontiera nell'imaging ecografico con interessanti possibilità di utilizzo anche in campo reumatologico. Si tratta essenzialmente di microbolle gassose stabilizzate in grado di amplificare i segnali Doppler provenienti da flussi di scarsa entità e bassa velocità tipici dei distretti periferici. Ed è proprio questa peculiare caratteristica che rende i mezzi di contrasto ecografici particolarmente idonei nel settore reumatologico come supporto non solo alla diagnosi ma anche alla terapia grazie alla possibilità, attraverso l'*enhancement* in maniera del tutto analoga a quanto avviene in RM, di una migliore caratterizzazione dello stato di flogosi.

ECOGRAFIA E ARTRITE REUMATOIDE L'ecotomografia consente l'individuazione delle fasi iniziali di malattia attraverso il riconoscimento di alcuni rilievi (versamento intrarticolare, ipertrofia della membrana sinoviale, tenosinovite, assottigliamento della cartilagine articolare ed erosioni ossee marginali) espressione di precoce coinvolgimento reumatoide.

Il versamento articolare, reperto non specifico ma comunque valido indicatore circa lo stato di flogosi, è per lo più associato a distensione della capsula articolare e dei suoi recessi sinoviali; ecograficamente anecogeno, presenta spesso un aspetto disomogeneo ed ipoecogeno per l'abbondante componente fibrinosa (Fig. 3.8).

Ben più specifico è invece il coinvolgimento della membrana sinoviale. Nelle fasi iniziali la deposizione di fibrina sulla membrana sinoviale comporta un aspetto irre-

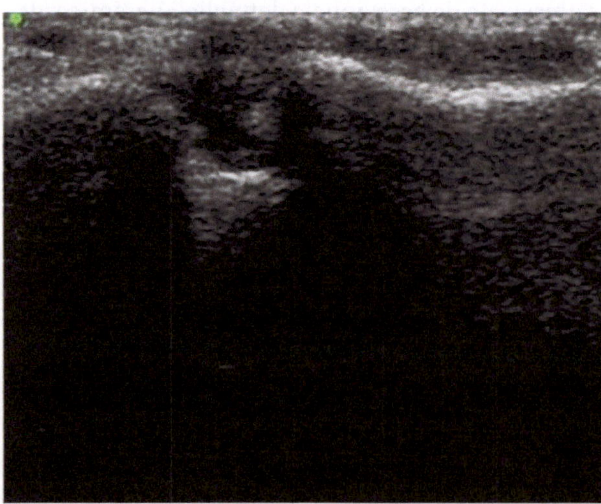

Fig. 3.8 L'esame ecografico dimostra la presenza in sede carpale di un'area prevalentemente di tipo anecogeno di natura versamentale nel cui contesto sono apprezzabili multipli e disomogenei echi legati ad abbondante componente fibrinosa

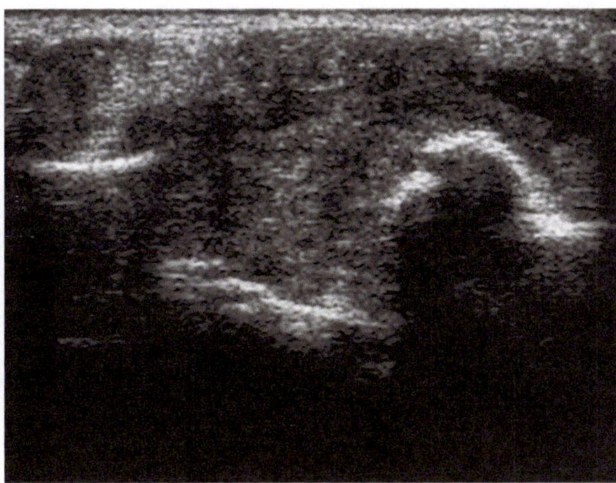

Fig. 3.9 La scansione volare del polso evidenzia un diffuso coinvolgimento sinoviale in sede carpale caratterizzato da un aspetto ecografico disomogeneamente iperecogeno

golare e sfumato del profilo della capsula articolare e dei recessi sinoviali. Nelle fasi più avanzate di malattia, si ha invece un evidente ispessimento della membrana sinoviale per processi di ipertrofia ed iperplasia che possono determinare la formazione di vere e proprie estroflessioni papillari protrudenti all'interno della cavità articolare con aspetto ecograficamente disomogeneo (Fig. 3.9).

Occorre sottolineare come in tale fase non sempre risulti agevole la diagnosi ecografica di ipertrofia sinoviale per la frequente concomitanza di versamenti articolari ad importante componente fibrinosa (Fig. 3.10). Può essere utile in questi casi ricorrere a manovre dinamiche capaci di separare la componente liquida (quindi dislocabile dalla compressione) dalla componente solida (non spostabile) (Fig. 3.11) o, meglio ancora, ricorrere alle tecniche Doppler in grado di distinguere la componente solida proliferativa (vascolarizzata) dalla componente liquida (priva di spot vascolari) (Fig. 3.12).

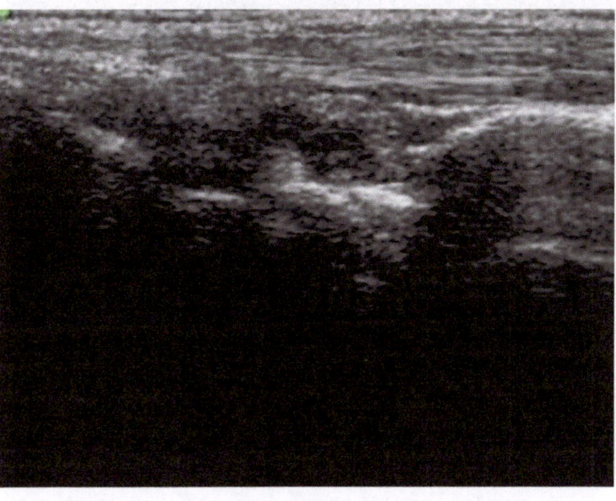

Fig. 3.10 L'ecografia dimostra a livello del polso un marcato interessamento sinoviale di cui non è possibile differenziare la componente liquida dalla componente proliferativa

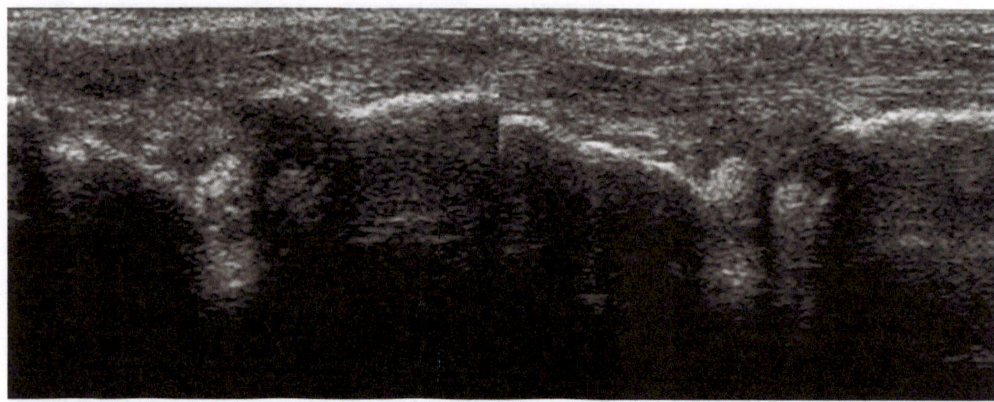

Fig. 3.11 Ecografia dinamica: a sinistra l'esame evidenzia la presenza di una disomogenea e vasta area di ecogenicità senza consentire di valutare la natura della lesione; a destra, dopo manovra dinamica, risulta possibile caratterizzare il versamento (anecogeno) e la proliferazione sinoviale (iperecogena)

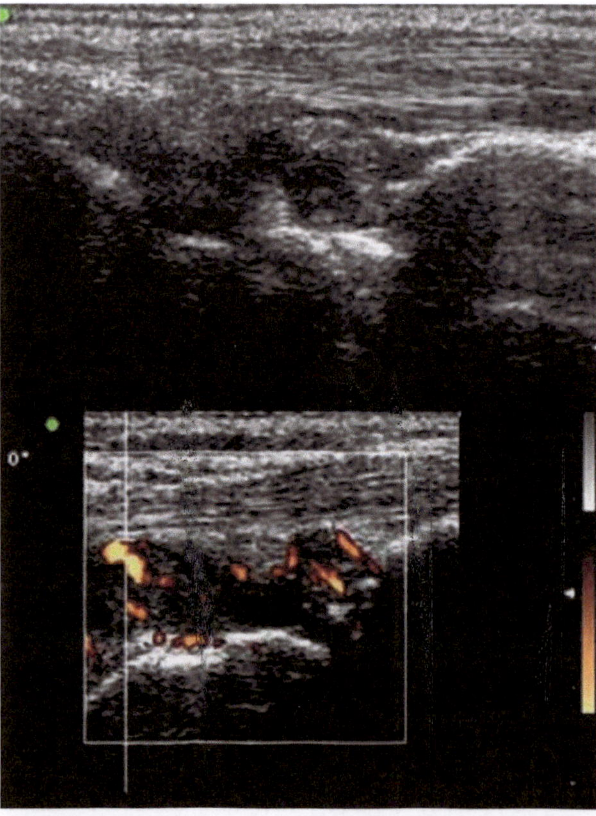

Fig. 3.12 Il ricorso a tecniche power Doppler permette di ben differenziare la componente liquida (priva di spot vascolari) dalla componente sinoviale, vascolarizzata, caratterizzata dalla presenza di echi vascolari

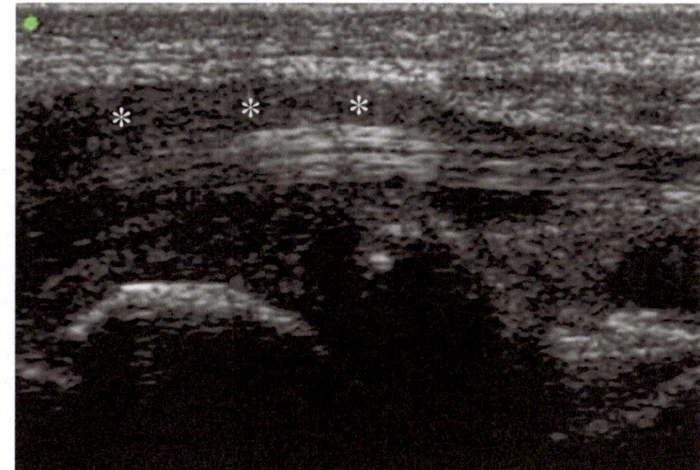

Fig. 3.13 La scansione ecografica longitudinale del versante volare del polso, in paziente con artrite reumatoide, dimostra significativa distensione della guaina sinoviale dei flessori, il cui contenuto disomogeneamente ipoecogeno (*asterischi*) è riferibile a tenosinovite ipertrofico-essudativa

La tenosinovite rappresenta un evento frequente in corso di artrite reumatoide. Le sedi maggiormente coinvolte, a livello del polso, sono i compartimenti degli estensori e dei flessori. Il relativo quadro anatomo-patologico è caratterizzato da un diffuso ispessimento, per coinvolgimento diretto del tendine o per presenza di noduli reumatoidi, o da un quadro di tipo essudativo-proliferativo con possibile stenosi della guaina tendinea. A tali alterazioni corrispondono peculiari aspetti ecografici: nel primo caso il tendine si presenta ispessito ed ecostrutturalmente disomogeneo con perdita della ecostruttura fibrillare (Figg. 3.13, 3.14); nel secondo caso i tendini appaiono circondati da liquido tipicamente anecogeno o ipoecogeno e disomogeneo se contenente depositi di fibrina o se associato a fenomeni di iperplasia ed ipertrofia sinoviale (Fig. 3.15). L'evento finale di questo processo può essere la rottura patologica del tendine ben riconoscibile ecograficamente come soluzione di continuo nel contesto della struttura tendinea.

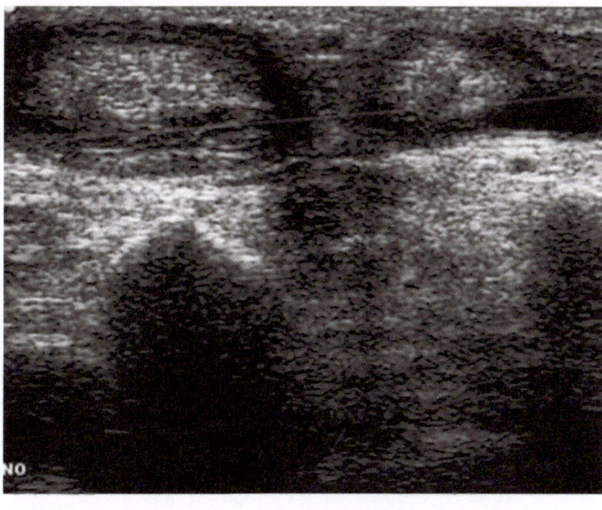

Fig. 3.14 La scansione assiale consente una buona apprezzabilità dei tendini (di aspetto ovalare e diffusamente iperecogeni) circondati da un alone di tipo misto (ane-ipoecogeno) da tenosinovite essudativo-proliferativa

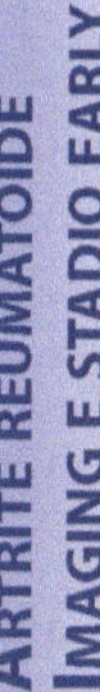

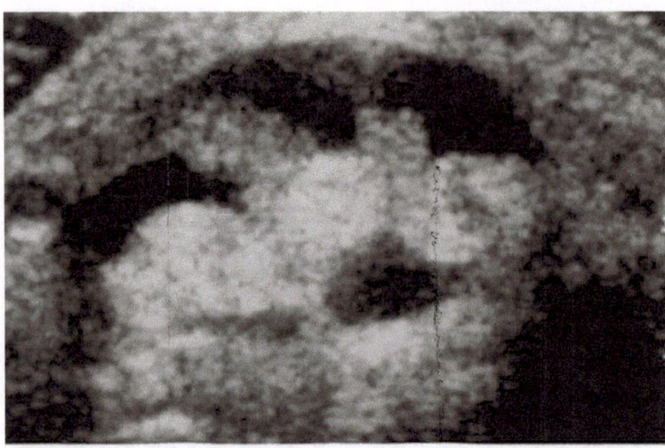

Fig. 3.15 Tenosinovite di tipo prevalentemente essudativo caratterizzata da un significativo versamento anecogeno che circonda i tendini marcatamente iperecogeni

L'ecotomografia consente infine di apprezzare, in sedi accessibili al fascio ultrasonoro, l'assottigliamento della cartilagine articolare e le erosioni ossee marginali caratterizzati rispettivamente da una riduzione di spessore generalmente regolare ed uniforme (raramente sfumata e disomogenea per presenza di iperplasia sinoviale) o da difetti crateriformi del contorno osseo al cui interno è possibile riconoscere la presenza di villosità sinoviali tipicamente ipoecogene e disomogenee.

A fronte di tali significativi vantaggi, l'ecotomografia non consente una altrettanto adeguata valutazione dello stato di attività o quiescenza della malattia. Come noto nella fase di attività prevalgono l'iperemia flogistica ed i processi di neoangiogenesi cui conseguono una proliferazione sinoviale riccamente vascolarizzata. Ne deriva pertanto la necessità di completare l'esame ecografico di base con una valutazione color o power Doppler. In particolare il power Doppler, essendo indipendente dall'angolo di insonazione delle strutture vascolari e dal fenomeno dell'*aliasing*, consente di riconoscere anche piccoli vasi a flusso lento e risulta pertanto ottimale per questo tipo di valutazione. Studi recenti hanno dimostrato che il power Doppler è in grado di riconoscere la presenza di segnali vascolari nel contesto della proliferazione sinoviale in fase attiva ora come immagini puntiformi localizzate alla periferia e/o nella porzione centrale, ora come vere e proprie strutture vascolari disposte longitudinalmente (Fig. 3.16).

Importante è infine completare sempre la valutazione power Doppler con l'analisi spettrale dei segnali vascolari per evitare di confondere i vasi di origine infiammatoria (tipicamente arteriole a bassa resistenza o vasi venosi) da quelli, normalmente presenti, afferenti alla corticale ossea (vasi arteriosi ad alta resistenza) (Fig. 3.17).

Anche nello studio delle tenosinoviti appare utile il completamento dell'esame ecotomografico con la valutazione color o, meglio ancora, power Doppler. Nel caso ad esempio dei tendini del polso e della mano, sedi come noto di precoce interessamento in corso di artrite reumatoide e tutti provvisti di guaina tendinea, le tecnologie Doppler consentono di rilevare non solo la vascolarizzazione tendinea ma di valutarne anche l'entità, parametri questi di fondamentale importanza nel definire lo stato di attività o di quiescenza della flogosi (Fig. 3.18). Essenziale anche in questo caso è l'analisi spettrale dei segnali vascolari al fine di differenziare i vasi normali

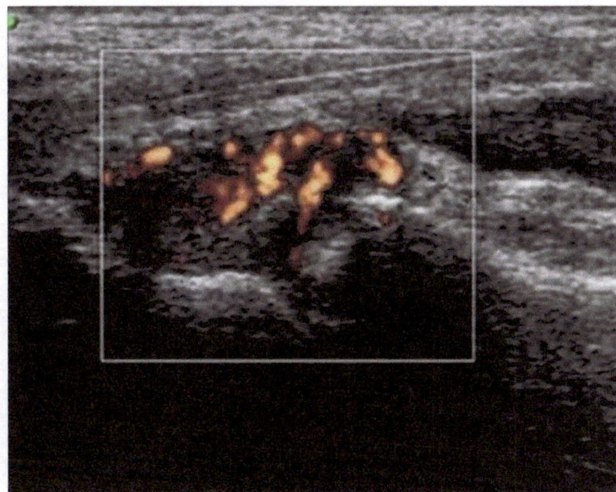

Fig. 3.16 Sono ben apprezzabili, nel contesto della proliferazione sinoviale, multipli e grossolani echi vascolari, puntiformi e longitudinali, espressione di attività del processo reumatoide

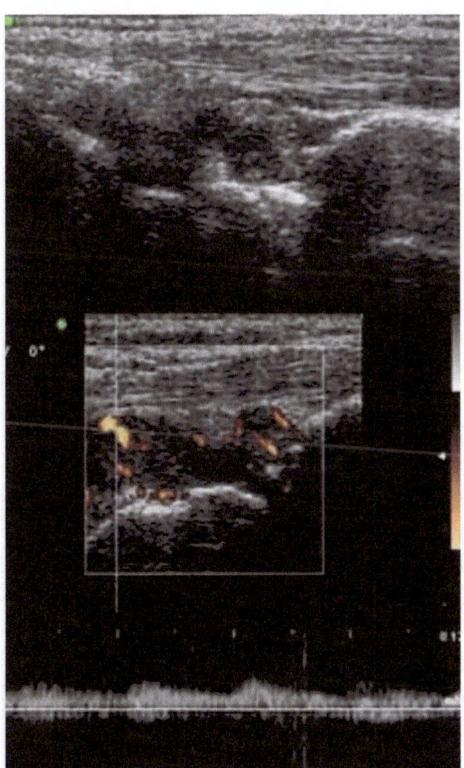

Fig. 3.17 L'analisi spettrale degli echi vascolari consente di differenziare i vasi di origine infiammatoria, a bassa resistenza, dai vasi normali e afferenti alla corticale ossea ad alta resistenza

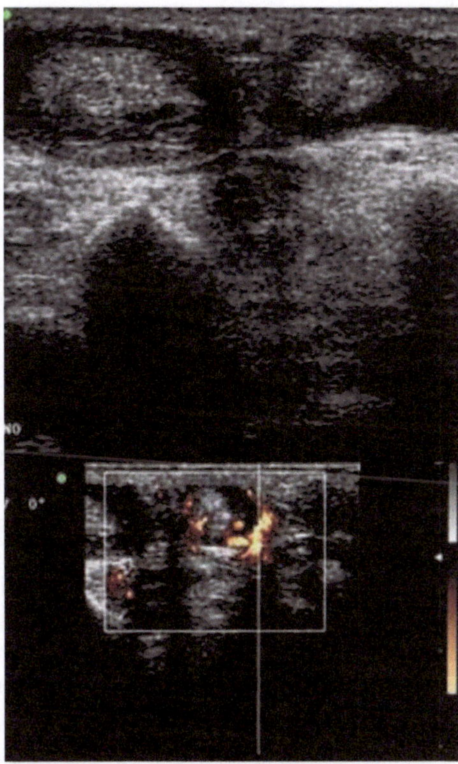

Fig. 3.18 Tenosinovite in fase di attività caratterizzata da numerosi echi vascolari di natura infiammatoria

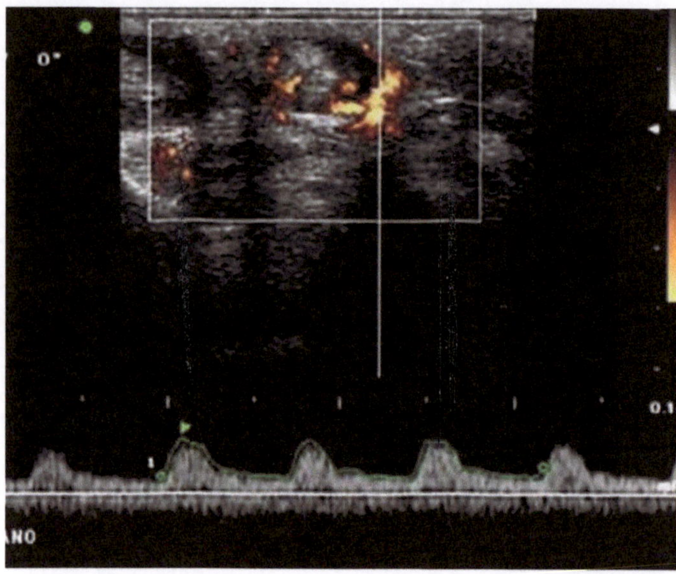

Fig. 3.19 Stesso caso della Figura 3.18. L'analisi spettrale consente di confermare la natura infiammatoria dei reperti evidenziati alla indagine power Doppler

afferenti al distretto muscolocutaneo (ad alta resistenza) da vasi patologici di origine infiammatoria (a bassa resistenza) (Fig. 3.19).

Il power Doppler si è dimostrato infine, per la possibilità di obiettivare in maniera più significativa la reale riduzione dello stato flogistico, tecnica di estrema utilità nel follow-up dei pazienti trattati con terapia medica. Tuttavia a fronte di tali innumerevoli vantaggi esistono attualmente limiti ben precisi nella diagnostica Doppler quali ad esempio una valutazione dello stato di attività della flogosi troppo operatore dipendente e, soprattutto, una difficile "riproducibilità" della tecnica di esame (parzialmente compensata da una scelta attenta e costante delle sedi di campionamento e da una standardizzazione dei parametri tecnici).

RISONANZA MAGNETICA

La risonanza magnetica, in grado di consentire una analisi esaustiva anche di piccoli distretti anatomici quali la mano ed il piede, ha trovato ampia applicazione nello studio di quelle affezioni, come l'artrite reumatoide, le cui alterazioni si estrinsecano nelle fasi iniziali proprio a carico di tale livello. A ciò si aggiunge, come in seguito meglio specificato, la possibilità, con il ricorso a mezzi di contrasto paramagnetici, di monitorare lo stato di attività o di quiescenza della flogosi. L'avvento, poi, di sistemi RM a basso campo (0,2 T) "dedicati" allo studio delle articolazioni periferiche ha consentito di ottenere, rispetto ai sistemi *total body*, alcuni significativi vantaggi con un rapporto costo/beneficio talmente favorevole (Tabella 3.2) da indurci, salvo casi selezionati e di non univoca interpretazione, ad utilizzarli pressoché costantemente nello studio del paziente reumatoide. Al di là tuttavia della scelta del sistema *total body* o "dedicato" risulta fondamentale l'ottimizzazione della tecnica di studio (matrice di acquisizione, spessore di strato, campo di vista, rapporto segnale/rumore, tipo di

Tabella 3.2 Vantaggi dei sistemi dedicati

Bassi costi di acquisto, installazione e manutenzione
Dimensioni ridotte
Campi magnetici di media-bassa intensità
Utilizzo mirato ai piccoli distretti (ad esempio polso, mano, piede) con FOV adeguato
Omogeneità di campo calibrata sul segmento anatomico da analizzare
Risoluzione spaziale e sequenze ottimizzate per le esigenze reumatologiche
Massimo confort per il paziente non più soggetto a problemi di claustrofobia
Possibilità di studiare soggetti con protesi purché non presenti nel segmento da esaminare
Possibilità di studiare soggetti con strutture metalliche non presenti nel segmento da esaminare

sequenza, numero di acquisizioni, ecc.) indispensabile per consentire una ottimale valutazione della malattia sin dalle sue manifestazioni più precoci.

Di seguito viene proposto il protocollo, elaborato in collaborazione con i colleghi reumatologi e da noi abitualmente utilizzato nello studio RM del paziente reumatoide, mirato allo studio delle piccole articolazioni per la ricerca delle fasi precoci di malattia (Tabella 3.3).

Tabella 3.3 Protocollo di studio RM (scansioni coronali e assiali)

Sequenze	TR/TE	Spessore	FOV	Matrice	Eccitazioni
GE T1 w	520/16	3,5	160×160	192×160	3
STIR	1300/24/85	3,5	200×170	192×160	2
SE T1 w	540/20	3,5	160×160	192×160	3
3D	30/12	1,4	200×170×100	192×160×72	1

RISONANZA MAGNETICA E ARTRITE REUMATOIDE La valutazione dell'artrite reumatoide, per anni basata sui ben noti criteri dell'ACR, ha trovato nella RM elementi diagnostici indispensabili per una più rigorosa quantificazione del danno articolare, strettamente correlato al quadro anatomo-patologico, con possibilità, quindi, di un più precoce e corretto inquadramento clinico del paziente. Dal punto di vista anatomopatologico si riconoscono nell'artrite reumatoide tre fasi evolutive ben distinte: **sinovitica pura, sinovial-cartilaginea e anchilosante.** Il *target* principale ed iniziale è la membrana sinoviale che riveste le articolazioni; solo in fasi più avanzate vengono interessate la cartilagine articolare e l'osso subcondrale.

Nella **fase sinovitica pura,** per azione delle citochine infiammatorie, la membrana sinoviale va incontro a ipertrofia, iperplasia ed infiltrazione di cellule infiammatorie con aumento del liquido articolare, conseguenza di fenomeni essudativi, e formazione del panno sinoviale che tende ad assumere carattere localmente invasivo con progressiva e lenta erosione della cartilagine articolare di rivestimento e dell'osso subcondrale. Macroscopicamente la sinovia, normalmente regolare e flessuosa, appare in questa fase ispessita e caratterizzata da un aspetto villoso con interessamento delle cosiddette "aree nude dell'articolazione", aree cioè non ricoperte da cartilagine articolare.

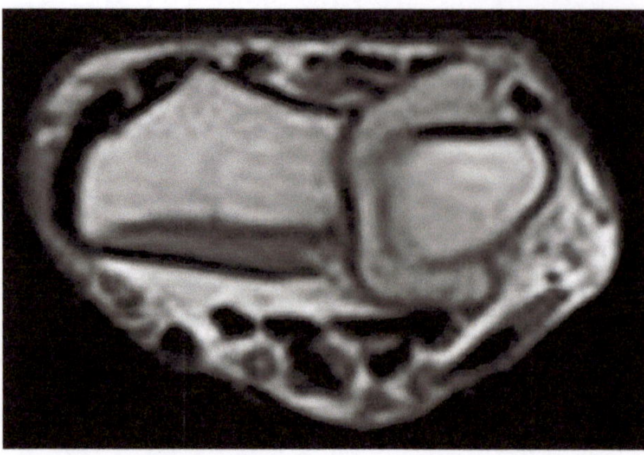

Fig. 3.20 La RM, eseguita con sequenza SE T1 secondo un piano di riferimento assiale, evidenzia marcata distensione della capsula articolare della radio-ulnare distale caratterizzata da tessuto ipointenso di natura sinoviale

Ipertrofia della membrana sinoviale, versamento e panno rappresentano quindi i tre aspetti peculiari della fase di esordio endoarticolare della malattia reumatoide.

La RM consente di identificare tutte le alterazioni anatomopatologiche tipiche della fase sinovitica pura: dalla ipertrofia della membrana sinoviale (tessuto ipointenso nelle sequenze SE T1 pesate) con ispessimento della capsula articolare (Fig. 3.20), alla presenza di versamento intrarticolare (francamente iperintenso nelle sequenze SE T2 pesate e STIR) con distensione della capsula ed allargamento della rima articolare (Fig. 3.21) ed alla comparsa infine del panno sinoviale (tenue ipointensità nelle sequenze SE T2 pesate e STIR) (Fig. 3.22).

Alla fase sinovitica pura fa seguito la **fase sinovial-cartilaginea** caratterizzata dall'invasione della cartilagine articolare da parte del tessuto infiammatorio con lenta e progressiva distruzione della cartilagine stessa e infiltrazione dell'osso subcondrale con formazione di "edema osseo, cisti ed erosioni ossee". La RM consente di ben dimostrare sia l'edema osseo che le cisti e le erosioni facilmente apprezzabili nelle sequenze GE T1 pesate e di regola associate alle sequenze STIR in grado di enfatizzare altresì la possibile presenza di liquido, marcatamente iperintenso, al loro interno (Figg. 3.23-3.25).

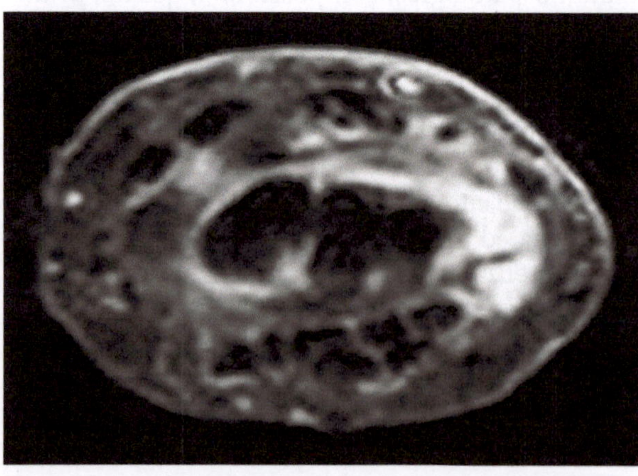

Fig. 3.21 La sequenza ad elevato contrasto (STIR) dimostra in sede carpale la presenza di aree di iperintensità di segnale da versamento intrarticolare

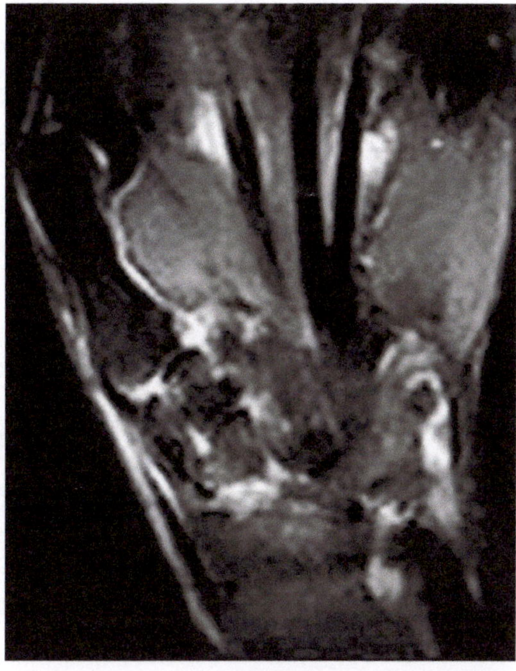

Fig. 3.22 La RM, eseguita con sequenza a elevato contrasto (STIR), permette di differenziare, sul versante ulnare il versamento (iperintenso) dal panno sinoviale (ipointenso)

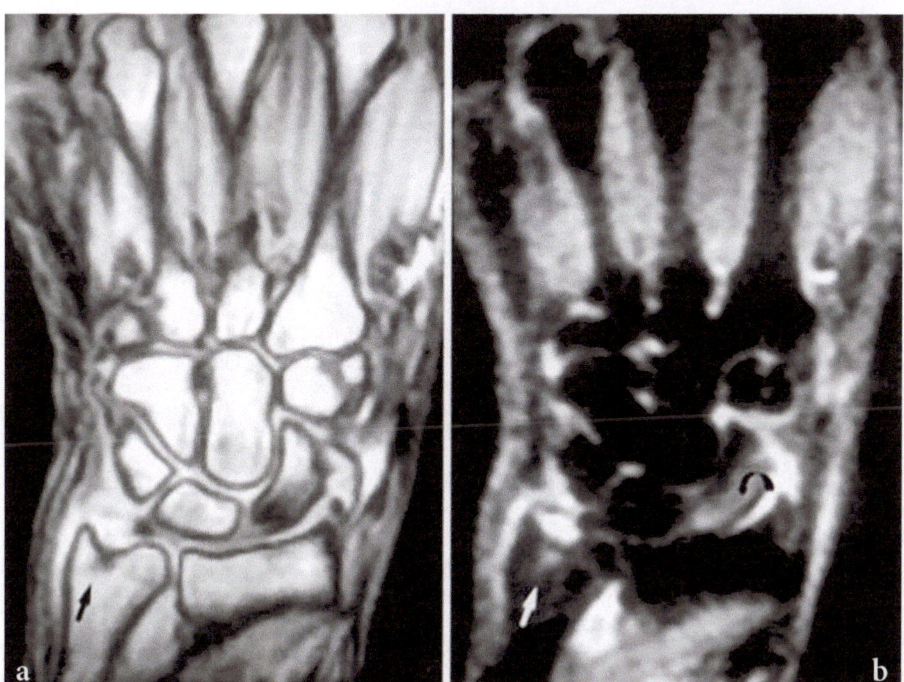

Fig. 3.23a,b La sequenza GE T1 e, soprattutto, la sequenza STIR consentono di dimostrare a livello dello scafoide (*freccia curva*) una significativa alterazione di segnale, ipointensa/iperintensa rispettivamente, da riferire ad edema osseo intraspongioso. È altresì evidente una iniziale lesione erosiva puntiforme a carico dell'epifisi ulnare, ipointensa nella sequenza GE T1 (*freccia nera*) ed iperintensa in quella STIR (*freccia bianca*)

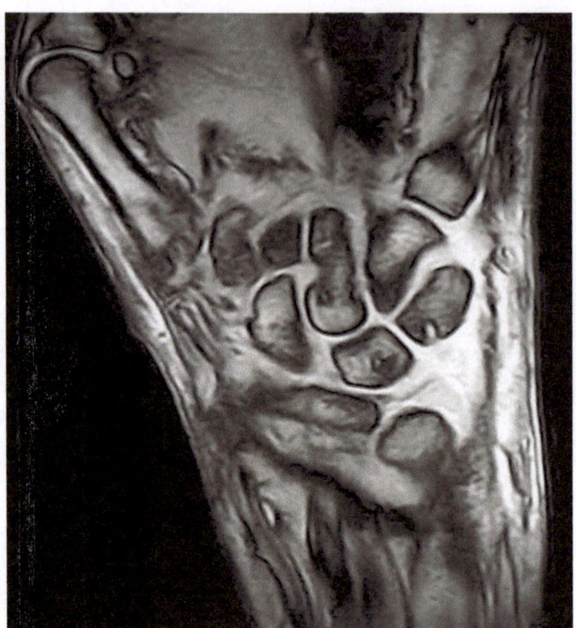

Fig. 3.24 È bene apprezzabile nella sequenza GE T1, eseguita secondo un piano di riferimento coronale, la presenza di piccole erosioni carpali

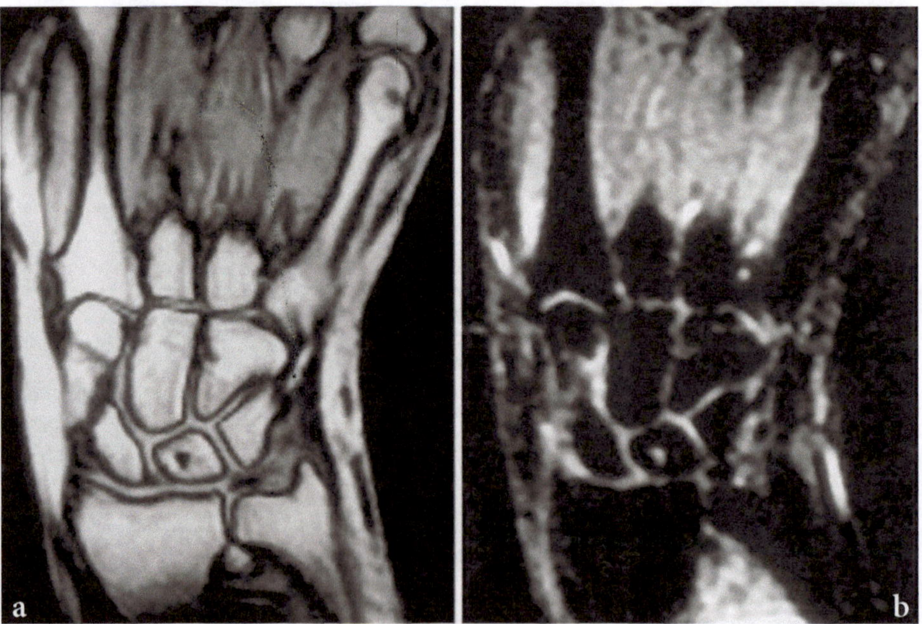

Fig. 3.25a,b Presenza di microerosione a livello del semilunare ipointensa nella sequenza GE T1 ed iperintensa nella sequenza STIR

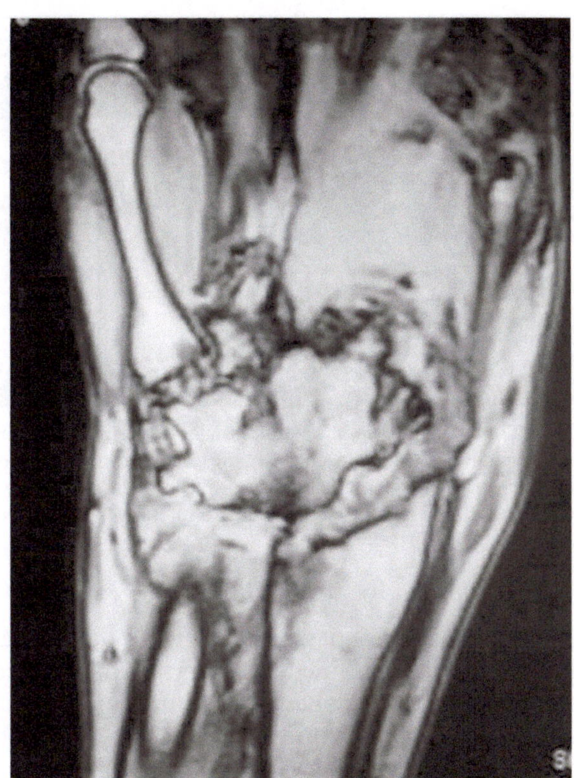

Fig. 3.26 La RM consente di dimostrare, con la sequenza GE T1, le tipiche alterazioni proprie della fase anchilosante con fusione della filiera carpale prossimale e distale nel cui contesto si rilevano multiple lesioni di natura erosiva

L'ulteriore evoluzione della malattia porta alla progressiva scomparsa della rima articolare ed alla produzione di tessuto fibroso, talora parzialmente ossificato, che unisce le epifisi contrapposte; ne consegue rigidità fino all'anchilosi dei capi articolari che tendono a sublussare o a lussare permanentemente (**fase anchilosante**); la RM consente facilmente di apprezzare le alterazioni morfostrutturali tipiche di tale fase (sequenze GE T1 pesate) (Fig. 3.26).

Come noto il processo reumatoide può insorgere ovunque sia presente una superficie sinoviale; ne consegue pertanto che, parallelamente all'interessamento della membrana sinoviale endoarticolare, si possono instaurare alterazioni delle membrane sinoviale extra-articolari (borse e tendini) caratterizzate da proliferazione sinoviale e versamento, parametri questi, come già in precedenza sottolineato, ben documentabili per via RM (Fig. 3.27a,b).

L'evoluzione tecnologica ed il sempre più frequente ricorso a mezzi di contrasto sia in campo ecografico che in RM ha consentito di individuare una serie di nuovi parametri semeiologici la cui definizione ha ridotto significativamente il *gap* tra istologia ed imaging.

I mezzi di contrasto ecografici sono costituiti da microbolle gassose stabilizzate le cui peculiari caratteristiche sono di entrare in risonanza, quando colpite dal fascio ultrasonoro, di creare un'eco di ritorno molto intensa e di non uscire dal letto vascolare con possibilità quindi di documentare analiticamente flussi molto piccoli e lenti

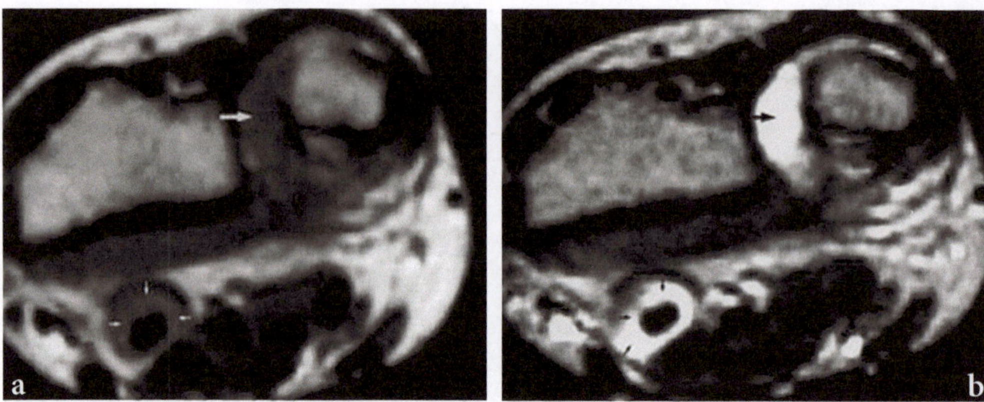

Fig. 3.27a,b L'esame RM in sezione assiale del polso di un paziente con artrite reumatoide evidenzia, nella sequenza SE T1 (**a**), la presenza di tenosinovite di un tendine del comparto dei flessori (*punte di freccia bianche*) e di versamento articolare a livello della radio-ulnare distale (*freccia bianca*), caratterizzati da bassa intensità di segnale che diviene iperintensa (*punte di frecce nere e freccia nera, rispettivamente*) nella sequenza SE T2 (**b**)

a livello capillare. Il passaggio pertanto da una valutazione della macrovascolarizzazione, tipica delle tecniche Doppler, ad una analisi della microvascolarizzazione consentita dall'utilizzazione di questi mezzi di contrasto di nuova generazione, ha permesso un significativo miglioramento nella definizione dello stato di attività della flogosi consentendo una fine analisi della proliferazione sinoviale (extrarticolare ed articolare) e dei noduli sinoviali (Figg. 3.28, 3.29).

Di estremo interesse risultano infine le curve di *wash-in* e *wash-out* dell'*enhancement* dopo iniezione di mezzo di contrasto ecografico per la caratterizzazione della perfusione dei tessuti molli. Parimenti, in RM, le recenti evoluzioni tecnologiche hanno consentito di definire **metodi qualitativi e quantitativi di valutazione della ipertrofia sinoviale** estremamente interessanti relativamente all'evoluzione della

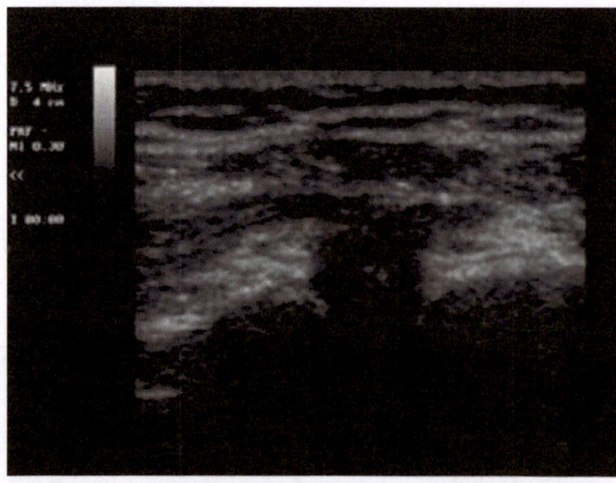

Fig. 3.28 L'ecografia, eseguita in condizioni basali, dimostra, a livello del recesso posteriore della spalla, un gettone di proliferazione sinoviale circondato da una raccolta liquida di natura versamentale

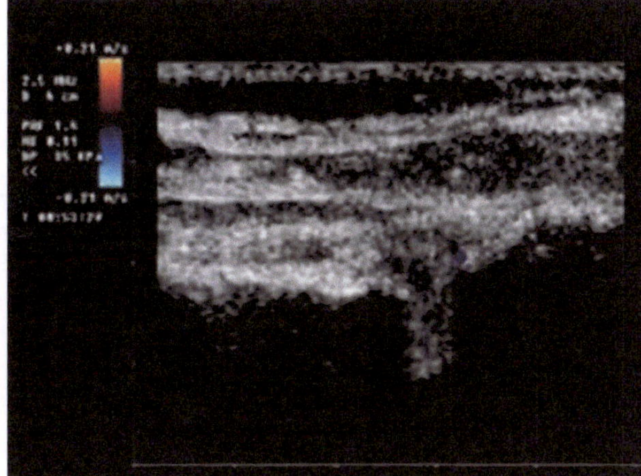

Fig. 3.29 Stesso caso della Figura 3.28. Dopo introduzione del mezzo di contrasto ecografico, si osserva un significativo miglioramento nella definizione dello stato di attività della flogosi anche rispetto all'analisi Doppler come dimostrato dall'esiguo numero di spot vascolari

malattia. La valutazione qualitativa tramite RM, in grado di consentire la differenziazione tra panno sinoviale attivo ed aree sinoviali in quiescenza o fibrotiche, richiede una rigorosa tecnica di esecuzione (Tabella 3.4). L'esame, preceduto dall'acquisizione di una sequenza di base, viene eseguito con iniezione ev a "bolo" del mezzo di contrasto in ragione di 0,2 ml/Kg di peso corporeo e successiva acquisizione di una seconda sequenza, simile alla precedente, al termine della infusione, non oltre comunque i 2 minuti dalla fine dell'iniezione, onde evitare la diffusione del mezzo di contrasto nella cavità articolare (Figg. 3.30, 3.31).

Le recenti evoluzioni tecnologiche hanno consentito di definire metodi quantitativi di valutazione della ipertrofia sinoviale di estrema importanza nella determinazione della correlazione tra proliferazione sinoviale e gravità della malattia.

L'esame (**dynamic MR**), preceduto dal posizionamento sulla cute del paziente (a livello del processo stiloideo del radio nel caso di valutazione della mano e del polso) di un repere extracutaneo in modo da ottenere precise misurazione della regione di interesse, inizia con l'acquisizione di una sequenza "diretta" SE T1 pesata secondo un piano di riferimento assiale costituita da tre strati il più prossimale dei quali è situato tangenzialmente alla superficie distale del radio. Si procede quindi all'acquisizione di sequenze dinamiche dopo iniezione "a bolo" di un MdC paramagnetico intro-

Tabella 3.4 Protocollo di studio RM del polso e della mano reumatodi

Sequenze	TR/TE	Spessore	FOV	Matrice	Eccitazioni
SE T1 w	110/24	5/0,5	180×180	192×152	3

Esecuzione di sequenza pre-contrastografica secondo un piano di riferimento assiale
MdC ev a bolo (0,2 ml/Kg di peso corporeo)

Esecuzione di una seconda sequenza post-contrastografica simile alla precedente
Fine iniezione o, al massimo, entro 2 minuti dal termine della stessa

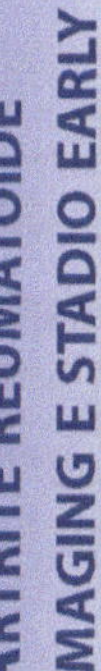

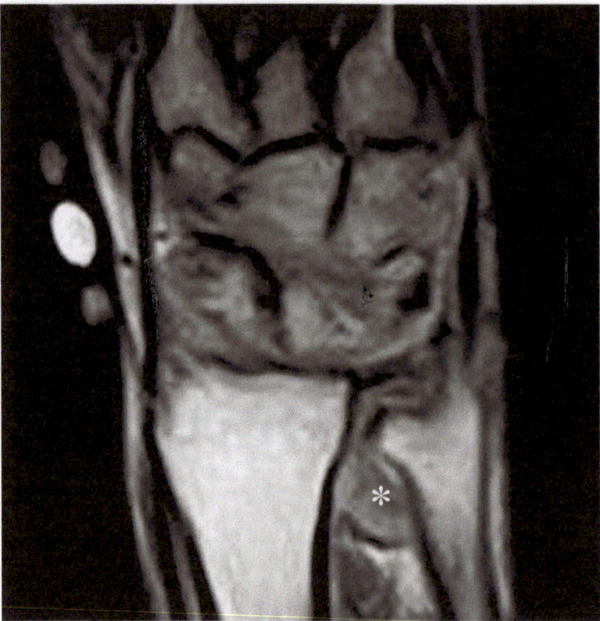

Fig. 3.30 La RM, eseguita con sequenza SE T1 in sezione coronale ed in condizioni basali, evidenzia un significativo coinvolgimento sinoviale disomogeneamente ipointenso (*asterisco*) a livello della radio-ulnare distale, senza che sia possibile valutare la fase di attività del processo

dotto per via endovenosa (20 sequenze SE T1 pesate assiali, distanziate di 15 s l'una dall'altra, a partire dall'inizio della somministrazione del mezzo di contrasto); si ottengono pertanto 21 sequenze identiche di cui solamente la prima senza mezzo di contrasto.

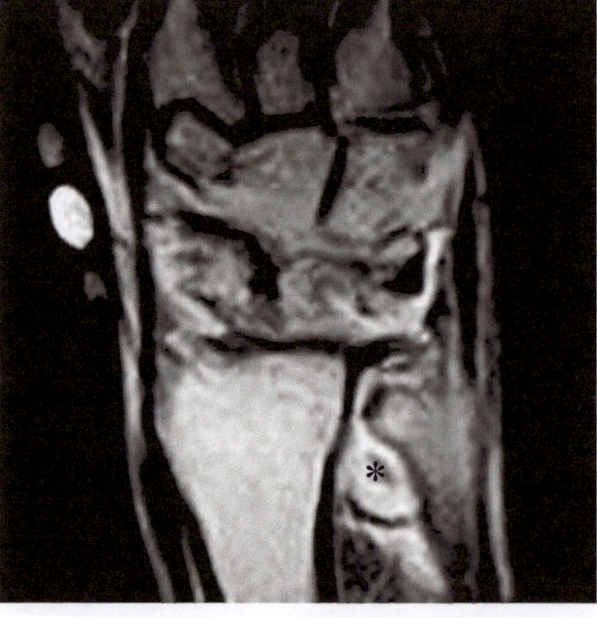

Fig. 3.31 Nello stesso caso della figura precedente, il controllo RM SE T1 dopo iniezione di un mezzo di contrasto paramagnetico dimostra un incremento dell'intensità di segnale a carico della proliferazione sinoviale, espressione di attività del processo (*asterisco*)

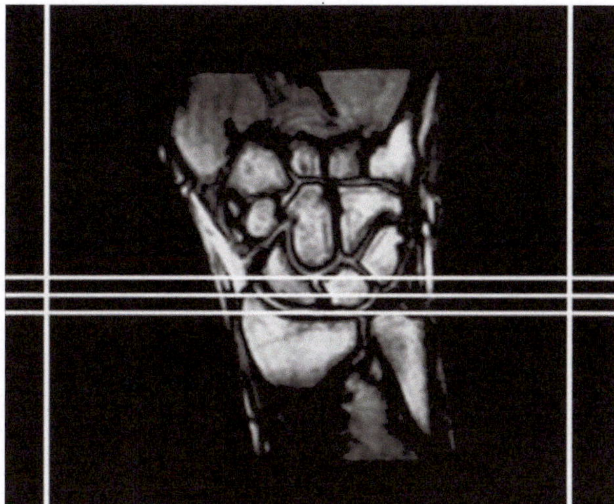

Fig. 3.32 RM quantitativa dinamica: sequenza "diretta" con selezione di tre strati il più prossimale dei quali è situato tangenzialmente alla superficie distale del radio

Successivamente si posiziona la regione di interesse (ROI) nel contesto della proliferazione sinoviale e si calcola il segnale di ogni sequenza ottenendo dei valori che vengono "graficati" ponendo sulle ascisse i valori del tempo intercorso dall'inizio della iniezione e sulle ordinate i valori dei rispettivi segnali all'interno della ROI. Si ottiene pertanto una linea definita "curva di *enhancement*" che riflette la quantità di mezzo di contrasto presente all'interno della proliferazione sinoviale e, di conseguenza, il grado di vascolarizzazione e di infiammazione della stessa. Due sono i parametri calcolati: l'iniziale tempo di salita (**quota di *enhancement*** o ***rate of early enhancement***) espressione della pendenza della curva nella fase iniziale di salita; il plateau (***relative enhancement***) dato dal rapporto tra il valore di *enhancement* della proliferazione sinoviale a livello del *plateau* e il valore a tempo 0. I due parametri, costantemente riproducibili e non operatore dipendenti, sono risultati essere strettamente correlati con la severità della infiammazione della membrana sinoviale valutata istologicamente (Figg. 3.33, 3.34).

Merita, infine, di essere ricordata la valutazione RM (**cine-RM**) della funzionalità articolare nei pazienti con localizzazione reumatoide a livello della mano e del polso, parametro questo di significativa importanza sia diagnostica che prognostica. Viene utilizzato, a tal scopo, un apparecchio RM da 0,2 T con funzione "cine" e dispositivo cinematico dedicato che consente l'assunzione di posizioni angolari equispaziate, nell'intervallo 0°-50° dell'articolazione radiocarpica nei movimenti di flesso-estensione e inclinazione radiale-inclinazione ulnare, e la loro successiva rapida visualizzazione ciclica onde simulare il movimento dell'articolazione in esame. Si effettuano ricostruzioni cinematiche partendo da sequenze GE e SE T1 pesate eseguite secondo piani di riferimento coronale ed assiale. Lo studio cinematico consente una buona dimostrazione della biomeccanica articolare carpale e delle sue alterazioni (attraverso la ricerca di incongruità dei movimenti della filiera ossea e dei rapporti della com-

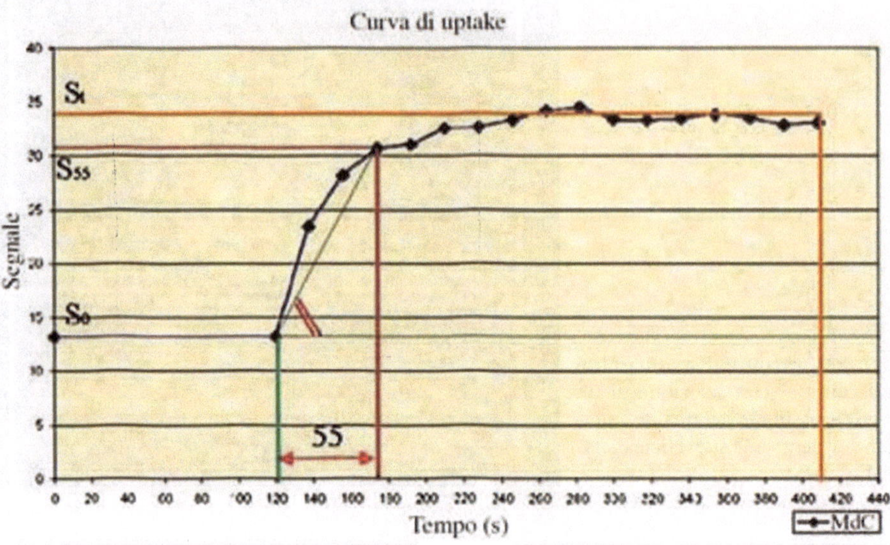

Fig. 3.33 Il grafico mostra i parametri calcolati dopo iniezione del mezzo di contrasto paramagnetico: l'iniziale tempo di salita o *rate of early enhancement* ed il plateau o *relative enhancement*

ponente ossea, legamentosa e del complesso stabilizzatore del carpo con il panno sinoviale proliferato), nonché una adeguata valutazione dei quadri di instabilità dinamica in flessione dorsale o volare conseguenti alla malattia.

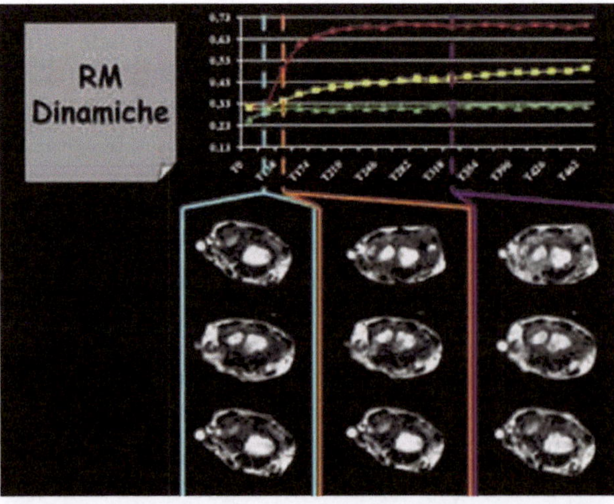

Fig. 3.34 Sono bene evidenti le significative differenze esistenti tra i 2 parametri (*rate of early enhancement* e *relative enhancement*) in un paziente con artrite reumatoide in fase di attività (*curva rossa e sequenza in alto*), in fase di remissione (*curva gialla e sequenza intermedia*) e normale (*curva verde e sequenza in basso*)

4 ARTRITE REUMATOIDE

STADIAZIONE IMAGING

Marina Carotti, Fausto Salaffi

RADIOLOGIA CONVENZIONALE

A tutt'oggi la radiologia convenzionale rimane lo standard di riferimento nello studio di prima istanza dell'interessamento articolare in corso di malattie infiammatorie croniche articolari ed una fondamentale misura di outcome, pur con le limitazioni legate all'utilizzo di radiazioni ionizzanti, alla monoplanarietà, alla scarsa sensibilità e bassa specificità nelle fasi precoci della malattia e alla scarsa sensibilità nel rilevare i cambiamenti nel breve periodo di tempo. La radiologia convenzionale permette non solo il riconoscimento delle lesioni elementari, ma anche la quantificazione del danno anatomico e lo studio della sua progressione nel tempo (Fig. 4.1), rappresentando perciò una base irrinunciabile nella conduzione dei trial clinici e negli studi osservazionali-longitudinali.

Nel corso degli anni sono stati proposti numerosi metodi di scoring radiologici per la valutazione della progressione radiologica dell'artrite reumatoide (AR), di cui più utilizzati sono il metodo di Larsen, il metodo di Sharp, quello di Genant e quello di Sharp modificato da van der Heijde.

METODO DI LARSEN Il metodo di Larsen si basa sulla valutazione semiquantitativa delle erosioni e della riduzione della rima articolare, assegnando un punteggio (compreso fra 0 e 5) a ciascuna articolazione valutata. Il malallineamento e l'anchilosi ossea

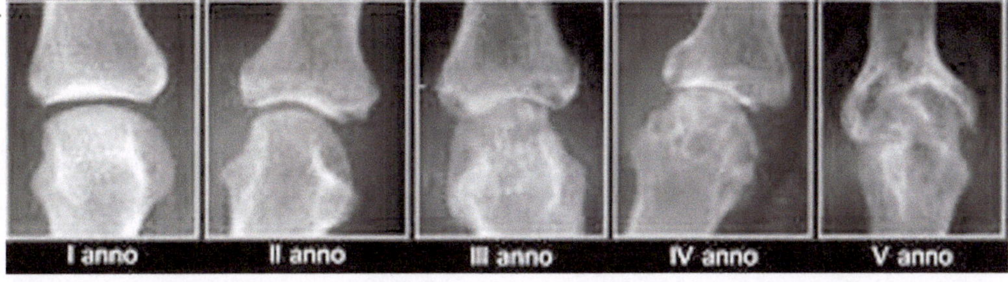

Fig. 4.1 Progressione radiologica a carico delle articolazioni metacarpo-falangee valutata con follow-up di 5 anni in un paziente con artrite reumatoide aggressiva (*resistant aggressive progressive-rheumatoid arthritis*, RAP-RA)

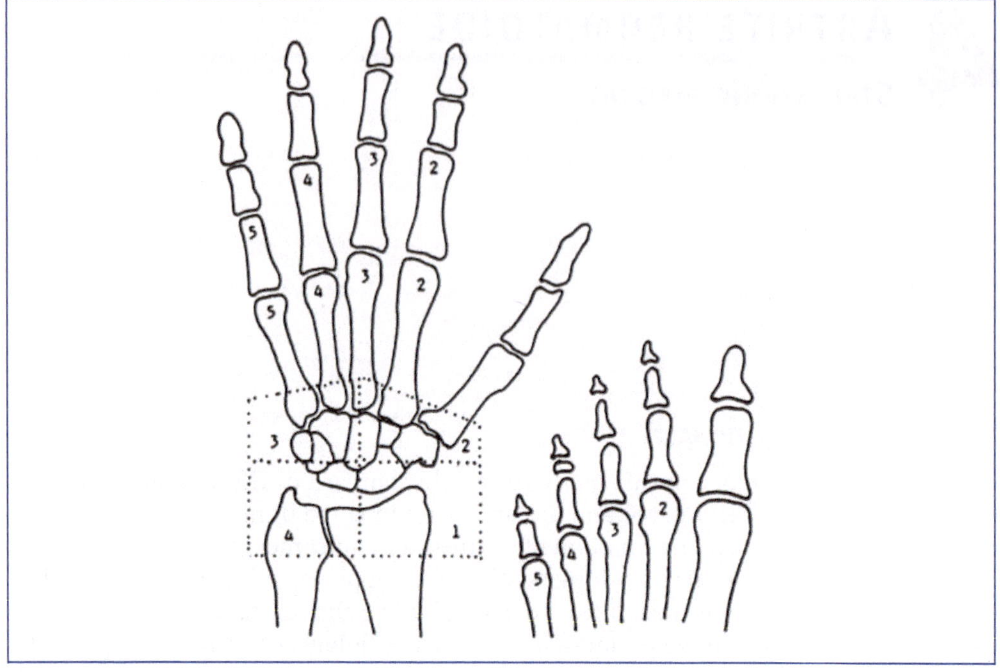

Fig. 4.2 Stadiazione radiologica secondo il metodo proposto da Larsen

sono state escluse dall'indice. Nella versione più recente del metodo, il polso è stato suddiviso in 4 quadranti; inoltre è stata esclusa la valutazione della 1ª articolazione metacarpo-falangea (MCF), della tumefazione dei tessuti molli e dell'osteoporosi. Pertanto, i distretti articolari considerati sono 32 per ciascun paziente: 16 aree per entrambe le mani [metacarpo-falangee (MCF) dalla 2ª alla 5ª, interfalangee prossimali (IFP) dalla 2ª alla 5ª], 8 aree per entrambi i polsi (ciascuno dei quali viene suddiviso in: medio-prossimale, medio-distale, latero-prossimale, latero-distale) e 8 aree per entrambi i piedi (MTF dalla 2ª alla 5ª) (Fig. 4.2). Il grading è compreso fra 0 e 5 a seconda dell'estensione delle lesioni (Tabella 4.1). Il punteggio totale è compreso fra 0 e 160.

Tabella 4.1 Metodo radiologico di Larsen

0	superficie articolare integra e normale spazio articolare (possono essere presenti lesioni non legate all'artrite, per esempio gli osteofiti)
1	può essere presente una erosione del diametro inferiore ad 1 mm o riduzione della rima articolare
2	presenza di una o più erosione del diametro maggiore di 1 mm
3	evidenti erosioni
4	presenza di grossolane erosioni (non è più evidente lo spazio articolare e la superficie articolare è solo parzialmente preservata)
5	lesioni mutilanti (le superfici articolari sono distrutte)

METODO DI SHARP Sharp fu il primo a proporre un metodo dettagliato, che punteggia separatamente le erosioni e la riduzione della rima articolare. La più recente versione del metodo prevede la valutazione delle erosioni a livello di 17 articolazioni per ciascuna mano e polso [5 IFP, 5 MCF, base 1° metacarpo, trapezio, scafoide, semilunare, piramidale (e pisiforme), radio e ulna] e della riduzione della rima articolare in 18 articolazioni (5 IFP, 5MCF, carpo-metacarpo dalla 3ª alla 5ª, trapezio-scafoidea, semilunare-piramidale, semilunare-capitato, radio-carpica, radio-ulnare distale). Lo score per le erosioni è compreso fra 0 e 5 (Tabella 4.2), quando la perdita della superficie articolare è maggiore del 50%, con uno score totale fra 0 e 170. Il punteggio per la riduzione della rima articolare è compreso fra 0 e 4 (Tabella 4.3), con uno score totale compreso fra 0 e 144. Il punteggio complessivo è, pertanto, compreso fra 0 e 314.

Tabella 4.2 Metodo radiologico di Sharp: erosioni

0	nessuna
1	una piccola erosione ($\leq$1 mm)
2	una o più piccole erosioni di grado medio ($\leq$1 mm)
3	una o più piccole erosioni di grado medio (1-3 mm)
4	una o più larghe erosioni (>3 mm)
5	distruzione erosiva articolare

Tabella 4.3 Metodo radiologico di Sharp: riduzione rima articolare

0	normale
1	riduzione della rima articolare focale
2	riduzione della rima articolare diffusa, ma inferiore al 50% dello spazio articolare
3	riduzione della rima articolare diffusa, ma superiore al 50% dello spazio articolare
4	anchilosi

METODO DI GENANT Genant et al. hanno proposto un metodo di scoring per le mani e i piedi, che prevede la valutazione delle erosioni in 16 sedi per la mano e 6 per i piedi e della riduzione della rima articolare in 11 e 6 distretti rispettivamente per la mano e per il piede. Per le erosioni vengono considerate le seguenti articolazioni: la IF del 1° dito, 5 MCF, 4 IFP, medio-scafoide, il radio (la stiloide e il lato ulnare), l'ulna (il lato radiale, la stiloide e il margine più esterno) e l'IF del 1° dito e le 5 MTF per il piede. Per la riduzione della rima articolare i distretti esaminati sono la IF del 1° dito, 5 MCF, 4 IFP, compartimento radio-carpico per la mano e la l'IF del 1° dito e le 5 MTF per il piede. Il punteggio sia per le erosioni che per la riduzione della rima articolare è compreso fra 0 e 4 (0=normale; 1=dubbio; 2=definito, ma lieve; 3=moderato; 4=severo). Questo metodo prevede un set di radiografie standard di riferimento. Lo score delle erosioni è compreso fra 0 e 128 per le mani e fra 0 e 48 per i piedi. Lo score della riduzione della rima articolare è compreso fra 0 e 88 per le mani e fra 0 e 48 per i piedi.

Tabella 4.4 Metodo radiologico di Genant: erosioni

0	normale
0+	dubbie o lievi alterazioni
1	lievi alterazioni
1+	lievemente peggiorato
2	moderato
2+	moderatamente peggiorato
3	severe alterazioni
3+	severo peggioramento

Tabella 4.5 Metodo radiologico di Genant: riduzione della rima articolare

0	normale
0+	dubbia o lieve riduzione della rima articolare
1	lieve riduzione della rima articolare
1+	lievemente peggiorato
2	moderata riduzione della rima articolare
2+	moderatamente peggiorato
3	severa riduzione della rima articolare
3+	severo peggioramento
4	anchilosi o dislocazione

Più recentemente, gli stessi autori hanno proposto una modificazione del metodo con una scala a 8 punti, con incrementi di 0,5 per le erosioni (Tabella 4.4). Le articolazioni valutate per ciascuna mano sono 14 e sono rappresentate dalla IF del 1° dito, le IFP dalla 2ª alla 5ª, le 5 MCF, la 1ª articolazione carpo-metacarpale, l'ulna distale ed il radio distale. Lo score massimo per le erosioni è compreso fra 0 e 98.

Il punteggio per la riduzione della rima articolare viene valutato secondo una scala a 9 punti, con incrementi di 0,5 (Tabella 4.5). Le articolazioni valutate per la mano e il polso sono: la IF del 1° dito, dalla 3ª alla 5ª MCF, 5 MCF, dalla 3ª alla 5ª articolazione carpo-metacarpale, combinazione di capitato-scafoide-semilunare e articolazione radio-carpica. Lo score è compreso fra 0 e 104.

Dopo aver sommato i due score per entrambe le mani e polsi, ogni score è normalizzato secondo una scala da 0 a 100. Questo metodo è tuttora in uso corrente.

METODO DI SHARP MODIFICATO DA VAN DER HEIJDE van der Heijde ha proposto e validato una versione modificata del metodo di Sharp. Le erosioni vengono punteggiate in 16 articolazioni [5 MCF, 4 IFP, la IF del 1° dito, la base del 1° metacarpo, il radio e l'ulna, il trapezio e il trapezoide, come una unità (multiangolare), lo scafoide e il semilunare] per ciascuna mano e polso e 6 articolazioni per ciascun piede (5 MTF,

Tabella 4.6 Metodo radiologico di Sharp modificato da van der Heijde: erosioni

0	normale
1	discreta interruzione della corticale
2-5	progressivo danno erosivo rispetto alla superficie articolare coinvolta (lo score di 5 può indicare sia la presenza di 5 singole erosioni o una combinazione di multiple larghe erosioni; ciò significa la completa distruzione della superficie articolare)

Tabella 4.7 Metodo radiologico di Sharp modificato da van der Heijde: riduzione della rima articolare

0	normale
1	focale
2	diffusa e <50%
3	diffusa e >50%
4	anchilosi

la IF del 1° dito). Lo score per le erosioni è compreso fra 0 e 5 per le mani e fra 0 e 10 per i piedi (punteggio da 0 a 5 per ogni lato della superficie articolare) (Tabella 4.6). Lo score totale per le erosioni è compreso fra 0 e 160 per le mani e fra 0 e 120 per i piedi. La riduzione della rima articolare viene valutata in 15 articolazioni (5 MCF, 4 IFP, la 3ª, 4ª e 5ª articolazione carpo-metacarpica, l'articolazione trapezio-scafoidea e scafoide-semilunare e l'articolazione radio-carpica) per ciascuna mano e polso ed in 6 articolazioni per ciascun piede (5 MTF e IF del 1° dito). Lo score per la riduzione della rima articolare è compreso fra 0 e 4 (Tabella 4.7), con un punteggio totale fra 0 e 120 per le mani e fra 0 e 48 per i piedi.

RISONANZA MAGNETICA

L'ecografia e la RM hanno dimostrato rilevanti potenzialità, anche superiori a quelle della radiologia convenzionale, nella quantificazione del danno anatomico articolare e della sua evoluzione nel tempo. È pertanto corretto ritenere che in un futuro assai prossimo queste metodiche possano sostituire nel ruolo di *gold standard* la radiologia convenzionale, ma solo dopo averne raggiunto i livelli di standardizzazione.

RAMRIS SCORE La risonanza magnetica, in particolare, ha dimostrato una maggiore sensibilità rispetto alla radiologia convenzionale non solo nella precoce individuazione delle erosioni, ma anche nella valutazione dell'edema osseo intraspongioso, della sinovite proliferativa e della tenosinovite. Come in radiologia convenzionale, anche in RM sono stati proposti diversi metodi di *scoring*, il più noto dei quali è quello suggerito dall'OMERACT 6 (*Outcome Measures in Rheumatology Clinical Trials*) e

Tabella 4.8 RAMRIS score

SINOVITE (SCORE 0-3: 0=normale, 1=lieve, 2=moderata, 3= severa; score totale: 0-21)

Regioni del polso (score 0-9):
- articolazione radio-ulnare distale
- articolazione radio-carpica
- articolazione intercarpica e carpo-metacarpale

Articolazioni MCF (score 0-12)
(dalla 2ª alla 5ª)

EDEMA OSSEO (SCORE 0-3: 0=0%; 1=1%-33%; 2=34%-66%; 3=67%-10%; score totale: 0-69)

Regioni del polso (score 0-45):
- ossa carpali (trapezio, trapezoide, capitato, uncinato, scafoide, semilunare piramidale, pisiforme)
- radio distale
- ulna distale
- base ossa metacarpali (dalla 1ª alla 5ª)

Articolazioni MCF (dalla 2ª alla 5ª)
(score 0-24):
- porzione prossimale:
  teste metacarpali
- porzione distale:
  base falangi prossimali

EROSIONI (SCORE 0-10: 0=nessuna erosione; 1=1%-10% di osso eroso; 2=11%-20% di osso eroso; 10=91%-100% di osso eroso; score totale: 0-230)

Regioni del polso (score 0-150):
- ossa carpali (trapezio, trapezoide, capitato, uncinato, scafoide, semilunare piramidale, pisiforme)
- radio distale
- ulna distale
- base ossa metacarpali (dalla 1ª alla 5ª)

Articolazioni MCF (dalla 2ª alla 5ª)
(score 0-80):
- porzione prossimale:
  teste metacarpali
- porzione distale:
  base falangi prossimali

---

denominato RAMRIS score (*the Revised OMERACT RA-MRI scoring system*). Esso prevede la valutazione della sinovite, dell'edema osseo e delle erosioni (Tabella 4.8). La sinovite viene definita come un'area di membrana sinoviale che presenta *enhancement* contrastografico dopo somministrazione di gadolinio, di spessore superiore alla membrana sinoviale normale. L'enhancement contrastografico viene valutato dal confronto fra le immagini acquisite, utilizzando sequenze T1 prima e dopo la somministrazione di gadolinio endovena. L'edema osseo viene definito come un'area a margini mal definiti nell'ambito della trabecolatura ossea, con caratteristiche di segnale compatibili con aumento del contenuto di acqua [alta intensità di segnale nelle sequenze T2 con soppressione del grasso e nella STIR (*Short Time Inversion*

Recovery) e bassa intensità di segnale nelle sequenze T1]. Tale lesione può apparire isolata, oppure circondare un'erosione o altre anomalie. L'**erosione** viene definita come una lesione ossea a margini ben definiti, a localizzazione iuxta-articolare, con tipiche caratteristiche di segnale (nelle immagini T1: perdita della normale bassa intensità di segnale della corticale e perdita della normale alta intensità di segnale della trabecolatura ossea; il rapido *enhancement* contrastografico, dopo somministrazione di gadolinio, suggerisce la presenza di panno sinoviale attivo ipervascolarizzato all'interno dell'erosione) e visibile su 2 piani di sezione, con interruzione della corticale visualizzabile su almeno un piano. La **sinovite** viene punteggiata in tre regioni del polso (l'articolazione radio-ulnare distale, l'articolazione radio-carpica e l'articolazione intercarpica e carpo-metacarpale) e a livello delle articolazioni MCF, dalla 2ª alla 5ª, secondo uno score compreso fra 0 e 3 (0=normale, 1=lieve; 2=moderata; 3=severa). L'**edema osseo** viene punteggiato a livello del polso (ossa carpali, radio distale, ulna distale e base delle ossa metacarpali: dalla 1ª alla 5ª) e delle articolazioni MCF (teste metacarpali e base delle falangi prossimali, dalla 1ª alla 5ª), secondo uno score compreso fra 0 e 3, in funzione della sua estensione (0=0%, 1=1%-33%, 2=34%-66%, 3=67%-100%), mentre le **erosioni** vengono valutate a livello del polso (ossa carpali, radio distale, ulna distale e base delle ossa metacarpali) e delle articolazioni MCF (teste metacarpali e base delle falangi prossimali, dalla 1ª alla 5ª) (Tabella 4.8). Ciascuna sede viene valutata separatamente secondo uno score compreso fra 0 e 10 a seconda della superficie erosa: 0=nessuna erosione, 1=1%-10% di osso eroso; 2=11%-20% di osso eroso, ecc). Gli score della sinovite, dell'edema osseo e delle erosioni possono essere sommati per ottenere uno score totale.

Il RAMRIS score non valuta il danno cartilagineo e la riduzione della rima articolare, né la tenosinovite. Tale metodo ha dimostrato una buona affidabilità, in termini di concordanza intra- ed inter-osservatore, con valori lievemente inferiori per la lettura del polso e per la valutazione dell'edema osseo ed un'accettabile responsività. Recentemente, gli organismi internazioni dell'*European League Against Rheumatism* (EULAR)/OMERACT hanno reso disponibile un atlante di riferimento per la quantificazione della sinovite, dell'edema osseo e delle erosioni a livello del polso e delle MCF utilizzando il RAMRIS score.

Gli apparecchi a basso campo, dedicati allo studio delle articolazioni periferiche, rappresentano l'opzione ideale per la valutazione dell'impegno articolare in pazienti con AR. A tale prosposito, Schirmer et al., utilizzando una RM distrettuale, a basso campo (0,2 Tesla), hanno proposto una modificazione del RAMRIS score per la valutazione semiquantitativa della sinovite, della tenosinovite e delle erosioni in pazienti reumatoidi. La sinovite viene punteggiata a livello delle articolazioni MCF e IFP (dalla 2ª alla 5ª), dell'articolazione radio-carpica, dell'articolazione radio-ulnare distale, del processo stiloideo dell'ulna, delle articolazioni intercarpiche prossimali e distali e delle articolazioni carpo-metacarpali (dalla 1ª alla 5ª). La tenosinovite viene punteggiata a livello dei tendini flessori (dal 2° al 5°). La presenza di erosioni viene valutata a livello delle articolazioni MCF e IFP (dalla 2ª alla 5ª), delle ossa carpali, includendo la parte distale del radio e dell'ulna e la base delle ossa metacarpali (dalla 1ª alla 5ª). L'edema midollare in questo metodo non è stato preso in considerazione, in quanto le immagini ottenute con la RM a basso campo, con la sequenza gradient echo (GE)-STIR, presentavano artefatti e risultavano, pertanto, difficilmente interpretabili. Le definizioni adottate per le erosioni e la sinovite sono le medesime del RAMRIS score. La tenosinovite viene, invece, definita come un'area adiacente al tendine con un aumentato enhancement contrastografico dopo somministrazione di contrasto paramagnetico (Gd-DTPA) e con un anomalo spessore della guaina tendinea. La sinovite viene punteggiata con uno score compreso fra 0 e 3 (0=no sinovite; 1=lieve sinovite; 2=moderata sinovite; 3=severa sinovite). Anche la tenosinovite viene valutata con uno score compreso fra 0 e 3 (0=no tenosinovite; 1=lieve tenosinovite; 2=moderata tenosinovite; 3=severa tenosinovite). Le erosioni vengono punteggiate utilizzando uno score compreso fra 0 e 5, che rappresenta un riadattamento del metodo di Larsen per la RM (0=no erosioni, 1=no erosioni, ma riduzione dello spazio articolare o irregolarità del contorno; 2=erosioni interessanti più del 25% della superficie articolare; 3=erosioni interessanti più del 50% della superficie articolare; 4=erosioni interessanti più del 75% della superficie articolare; 5=erosioni interessanti più del 75% della superficie articolare o lesioni mutilanti). La superficie articolare comprende le teste metacarpali e la base delle falangi prossimali per le articolazioni MCF e la testa della falangi prossimali e la base delle falangi intermedie per le articolazioni IFP.

ECOGRAFIA

Nel corso dell'ultimo decennio, si è registrato un crescente interesse nei confronti dell'ecografia, per le sue indubbie potenzialità nello studio di un'ampia gamma di malattie dell'apparato locomotore. L'ecografia è una tecnica non invasiva e con bassi costi operativi che consente una valutazione accurata delle caratteristiche morfo-strutturali dei tessuti molli e della cartilagine articolare. Tali caratteristiche ne permettono un utile impiego nella pratica clinica, potendo consentire l'individuazione e la caratterizzazione delle espressioni del processo flogistico (aumento della quantità del liquido sinoviale, proliferazione sinoviale, danno cartilagineo, alterazione dell'ecostruttura "fibrillare" dei tendini, "erosioni tendinee", aumento del segnale power Doppler a livello della membrana sinoviale e dei tessuti periarticolari e peritendinei). Recenti contributi della letteratura hanno dimostrato la maggiore sensibilità dell'ecografia, rispetto alla radiologia convenzionale, nella precoce individuazione delle erosioni ossee, in pazienti con AR all'esordio. L'ecografia consente, inoltre, di monitorare l'evoluzione di malattia e di valutare l'efficacia del trattamento, sebbene l'applicazione su larga scala di questa metodica sia ancora limitata dalla scarsa conoscenza dei metodi di scoring validati e standardizzati. Fra i metodi più utilizzati figurano quelli proposti da Szkudlarek et al., da Naredo et al., da Scheel et al., da Brown et al. e da Filippucci et al.

SCORE ECOGRAFICO SECONDO SZKUDLAREK Il metodo proposto da Szkudlarek et al. prevede la valutazione di 4 parametri (il versamento articolare, le alterazioni della membrana sinoviale, le erosioni ossee e la vascolarizzazione al power Doppler), punteggiati a livello di 5 articolazioni delle mani e dei piedi (la 2ª e 3ª MCF, la 2ª IFP e la 1ª e 2ª MTF) (Tabelle 4.9-4.12), facilmente esplorabili all'esame ecografico e rappresentative di tutte le piccole articolazioni.

Tabella 4.9 Score per la valutazione del versamento articolare evidenziabile in ecografia

0	nessun versamento
1	minimo versamento articolare
2	versamento articolare di moderata entità (senza distensione della capsula articolare)
3	abbondante versamento articolare (con distensione della capsula articolare)

Tabella 4.10 Score per la valutazione delle alterazioni della membrana sinoviale evidenziabili in ecografia

0	non ispessimenti sinoviali
1	minimo ispessimento sinoviale (tale da ricoprire l'angolo fra i due margini ossei periarticolari, senza protudere oltre la linea che unisce la parte superiore dei due capi articolari)
2	ispessimento sinoviale che protrude oltre la linea che unisce la parte superiore dei due capi articolari, ma senza estendersi lungo le diafisi
3	ispessimento sinoviale che protrude oltre la linea che unisce la parte superiore dei due capi articolari, con estensione almeno oltre una delle diafisi

Tabella 4.11 Score per la valutazione delle erosioni ossee evidenziabili in ecografia

0	regolare superficie ossea
1	irregolarità della superficie ossea, in assenza di una discontinuità visualizzabile su due piani di scansione
2	formazione di una discontinuità della superficie ossea visualizzabile su due piani di scansione
3	marcata distruzione ossea

Tabella 4.12 Score per la valutazione della vascolarizzazione all'esame power Doppler

0	non segnali di flusso
1	segnali di flusso provenienti da un singolo vaso
2	segnali di flusso confluenti interessanti metà dell'area della membrana sinoviale
3	segnali di flusso interessanti più della metà dell'area della membrana sinoviale

SCORE ECOGRAFICO SECONDO NAREDO Secondo il metodo proposto da Naredo et al., il versamento (definito come una formazione intraarticolare ipoecogena o anecogena, che la compressione disloca nei recessi sinoviali) e/o la sinovite (definita come un tessuto intra-articolare ecogeno, che la compressione non può dislocare nei recessi sinoviali) vengono soggettivamente punteggiati secondo uno score compreso fra 1 e 3 (1=lieve; 2=moderato; 3=marcato). La vascolarizzazione della membrana sinoviale viene valutata con power Doppler, selezionando una regione di interesse, che includa i margini ossei, la spazio articolare ed una quota variabile di tessuti circostanti, e il punteggio viene effettuato mediante una scala semiquantitativa compresa fra 0 e 3 (0=normale, assenza dei segnali di flusso intra-articolari; 1=lieve, evidenza di un singolo segnale di flusso; 2=moderato, vasi confluenti; 3=marcato, evidenza di multipli segnali di flusso in oltre la metà della superficie intra-articolare). La valutazione del versamento articolare, della sinovite e della vascolarizzazione della membrana sinoviale al power Doppler è stata eseguita su un numero ridotto di 12 articolazioni (i polsi, la 2ª e 3ª MCF e la 2ª e 3ª IFP bilateralmente e le ginocchia), risultate rappresentative dello stato generale di flogosi articolare.

SCORE ECOGRAFICO GLOBALE SECONDO SCHEEL Recentemente, Scheel et al. hanno validato uno score ecografico globale, semplificato, per la valutazione semiquantitativa della flogosi articolare e della risposta al trattamento, considerando i due parametri ritenuti più rappresentativi, quali il versamento articolare e l'ispessimento della membrana sinoviale, che vengono punteggiati secondo uno score compreso fra 0 e 3 (Tabella 4.13). La valutazione viene effettuata con le mani in posizione indifferente, a livello della superficie palmare delle 4 articolazioni MCF e IFP (dalla 2ª alla 5ª) e tutte le articolazioni vengono suddivise in una regione prossimale ed una distale. Tale metodo si è dimostrato rapido (circa 5 minuti), valido e di facile esecuzione. Nella valutazione della risposta al trattamento ed in studi longitudinali, gli stessi autori propongono la valutazione di sole 3 articolazioni MCF e IFP.

Tabella 4.13 Score globale per la valutazione del versamento e della sinovite evidenziabili all'esame ecografico

0	no versamento/ipertrofia della membrana sinoviale
1	minimo versamento/ipertrofia della membrana sinoviale
2	moderato versamento/ipertrofia della membrana sinoviale
3	marcato versamento/ipertrofia della membrana sinoviale

LEEDS SCALE SECONDO BROWN Il metodo recentemente proposto da Brown (denominato Leeds *scale*), per la valutazione dell'attività e della remissione di malattia, in pazienti con AR in trattamento con *Disease Modifying Anti-Rheumatic Drugs* (DMARD), prevede la quantificazione dell'ipertrofia della membrana sinoviale e dei segnali di flusso al power Doppler, secondo una scala compresa fra 0 e 3 (0=assenza di ipertrofia della membrana sinoviale; 1=lieve ipertrofia, 2=moderata ipertrofia; 3=marcata ipertrofia; 0=normale/minima vascolarizzazione, 1=lieve iperemia; 2=moderata iperemia; 3=marcata iperemia) e della tenosinovite, che viene invece punteggiata in maniera dicotomica: presente o assente. La valutazione di tali parametri viene effettuata a livello di 8 articolazioni della mano e del polso: dalla 2ª alla 5ª MCF, le articolazioni radio-carpica, ulno-carpale, radio-ulnare distale e intercarpica.

Score eco-pwd della vascolarizzazione sinoviale secondo Filippucci Al fine di valutare la risposta al trattamento, Filippucci at al. hanno recentemente proposto uno score semiquantitativo (Fig. 4.3), compreso fra 0 e 3, per la valutazione della vascolarizzazione della membrana sinoviale al power Doppler a livello del polso (mediante scansioni longitudinali e trasversali) (Tabella 4.14).

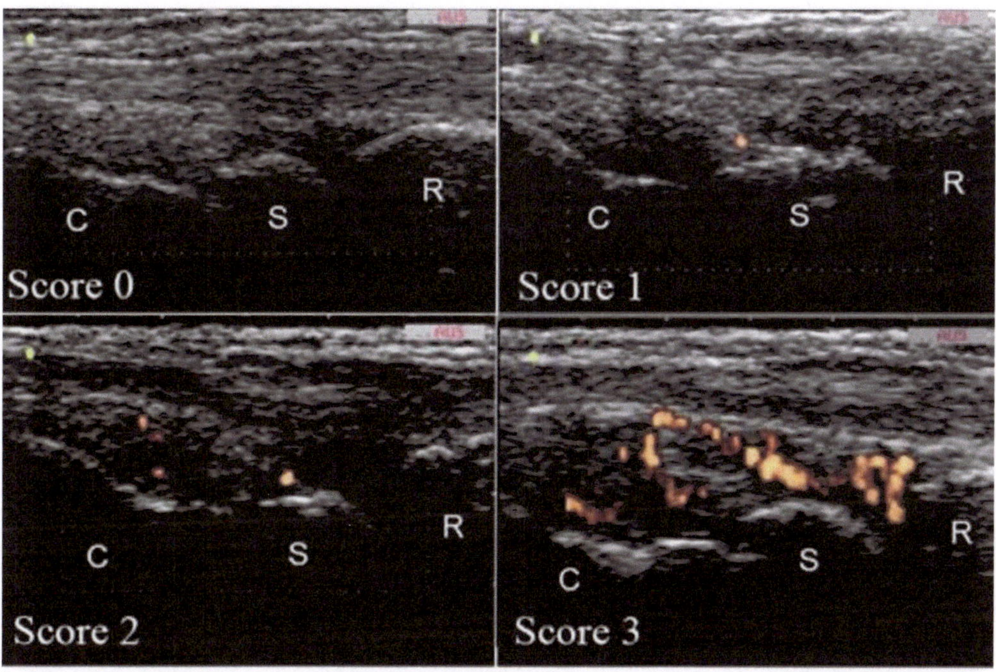

Fig. 4.3 Stadiazione eco-power Doppler della vascolarizzazione sinoviale secondo il metodo proposto da Filippucci

Tabella 4.14 Score per la valutazione della vascolarizzazione all'esame power Doppler a livello dei polsi

0	normale o minimo grado di vascolarizzazione
1	lieve grado di vascolarizzazione
2	moderato grado di vascolarizzazione
3	marcato grado di vascolarizzazione

5 ARTRITE REUMATOIDE

TERAPIA E IMAGING FOLLOW-UP

Marco Cimmino

5.1 TERAPIA

Marco Cimmino

Il trattamento dell'AR si basa sull'associazione di farmaci diversi ed include di norma un antinfiammatorio non steroideo od un analgesico puro, una dose medio-bassa di steroide, ed un trattamento immunosoppressore cosiddetto "di fondo" o "modificante l'evoluzione della malattia". In questa classe di farmaci sono inclusi idrossiclorochina, sulfasalazina, ciclosporina, metotressato e leflunomide. In epoca più recente, sono entrati nell'armamentario terapeutico altri farmaci modificanti l'evoluzione della malattia raggruppati sotto il termine di farmaci biologici. Essi hanno una efficacia senza precedenti sui sintomi dell'AR ed alcuni di essi hanno dimostrato di ritardare od impedire la comparsa di erosioni, se usati in modo continuativo. Sono attualmente in commercio in Italia l'anticorpo monoclonale anti-TNFα chimerico (Infliximab) ed umano (Adalimumab), il recettore solubile p75 del TNFα (Etanercept), l'antagonista ricombinante del recettore per l'IL-1 (Anakinra) e l'anticorpo monoclonale anti-CD20 (Rituximab), che interagisce con recettori espressi sulla membrana delle plasmacellule, inducendo una duratura deplezione di questa classe di cellule.

Alla terapia sistemica, si può associare con vantaggio quella infiltrativa locale che ha lo scopo di veicolare il farmaco, usualmente steroide, all'interno dell'articolazione. L'infiltrazione, soprattutto se effettuata in articolazioni complesse (ad es. scapolo-omerale) o profonde (ad es. coxo-femorale), ha una migliore riuscita se eseguita sotto controllo ecografico. Le moderne tecniche di imaging, quali eco power Doppler e RM con mezzo di contrasto, sono in grado di dimostrare la neoangiogenesi della membrana sinoviale che è un indice di attività della sinovite reumatoide. È quindi ipotizzabile che in un futuro molto prossimo, la scelta del farmaco da utilizzare e la tempistica del suo utilizzo possano basarsi anche sulla valutazione di questo parametro.

5.2 ECOGRAFIA E MONITORAGGIO DELLA TERAPIA

WALTER GRASSI, ALESSANDRO CIAPETTI, EMILIO FILIPPUCCI

Tra le principali applicazioni dell'ecografia in campo reumatologico quella del monitoraggio della evoluzione del danno anatomico e della risposta alla terapia appare destinata a rivestire un ruolo di sempre maggior rilievo. Fra i principali requisiti per utilizzare adeguatamente l'ecografia nel monitoraggio della terapia figurano la disponibilità di sonde ad elevata frequenza, la sensibilità del power Doppler e l'esperienza dell'operatore. Le sonde ad alta frequenza consentono di apprezzare particolari anatomici ad un elevato livello di dettaglio (<0,1 mm), che risulta particolarmente utile nella precoce individuazione e nel monitoraggio delle anomalie tessutali che caratterizzano le diverse malattie reumatiche. Una elevata sensibilità del power Doppler risulta determinante nello studio delle variazioni di flusso che si registrano a livello della membrana sinoviale in conseguenza del processo di angiogenesi in corso di artrite cronica. L'esperienza dell'operatore svolge ovviamente un ruolo determinante, dal momento che il limite principale dell'ecografia è rappresentato dalla mancanza di una adeguata standardizzazione della metodica sotto il profilo tecnico ed interpretativo. Specie con l'impiego di sonde di frequenza superiore a 14 MHz, variazioni anche minime della posizione della sonda in corrispondenza dei punti di repere anatomici possono determinare, infatti, rilevanti modifiche delle immagini ecografiche ottenute in corrispondenza di finestre acustiche contigue. Questa variabilità è il fattore che più ostacola la valutazione sequenziale del danno anatomico.

I parametri da considerare nel monitoraggio della evoluzione di malattia e nella risposta al trattamento sono diversi a seconda delle peculiari espressioni del danno anatomico (Tabella 5.1).

Tabella 5.1 Principali rilievi ecografici utilizzabili come parametri di valutazione dell'efficacia del trattamento

Rilievo ecografico	Condizione correlata
Distensione della capsula articolare	Sinovite
Distensione della guaina tendinea	Tenosinovite
Tumefazione dei tessuti molli	Edema
Alterata ecogenicità dei tessuti molli	Processo infiammatorio e/o degenerativo
Alterazioni morfostrutturali dei tendini	Flogosi/degenerazione/rottura del tendine
Soluzione di continuità del profilo osseo	Erosione
Aumento della perfusione ematica (power Doppler)	Processo infiammatorio e/o riparativo

DISTENSIONE DELLA CAPSULA ARTICOLARE La distensione della capsula articolare è espressione di un processo infiammatorio di tipo acuto o cronico. Nei pazienti con artrite cronica, la distensione capsulare è prevalentemente legata alla presenza di versamento e/o proliferazione della membrana sinoviale. Nella patologia infiammatoria acuta risulta dominante la presenza di una raccolta liquida omogeneamente anecogena, mentre nei pazienti con artrite cronica in fase evolutiva avanzata, una distensione anche di grado marcato della capsula articolare può essere prevalentemente dovuta ad una estesa proliferazione sinoviale. Il grado di distensione della capsula articolare (ben evidente a livello delle piccole articolazioni delle mani e dei piedi) può riflettere l'attività e l'evoluzione del processo infiammatorio (Figg. 5.1, 5.2).

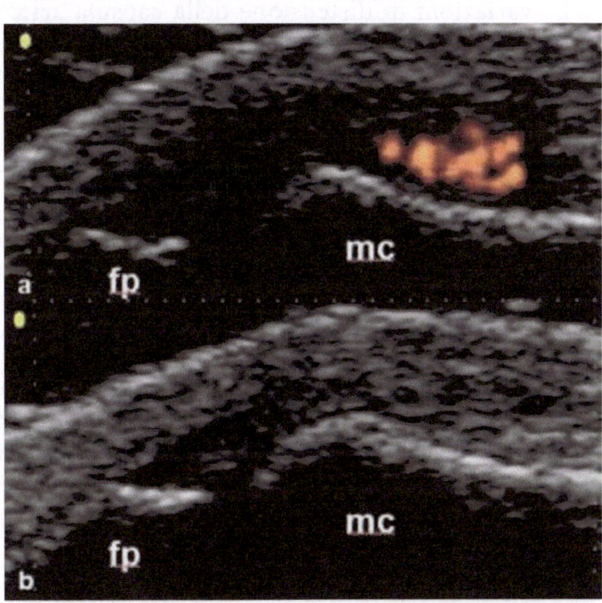

Fig. 5.1a,b Artrite reumatoide. Sinovite dell'articolazione interfalangea del pollice della mano dominante. **a** Studio ecografico basale. Si noti, in scansione longitudinale dorsale, una marcata distensione della capsula articolare e la presenza di un segnale power Doppler intra-articolare di media entità. **b** La valutazione ecografica eseguita a distanza di due settimane da una infiltrazione con 5 mg di triamcinolone acetonide, ha consentito di documentare l'assenza di segni ecografici indicativi di flogosi articolare. *mc*=metacarpo; *fp*=falange prossimale

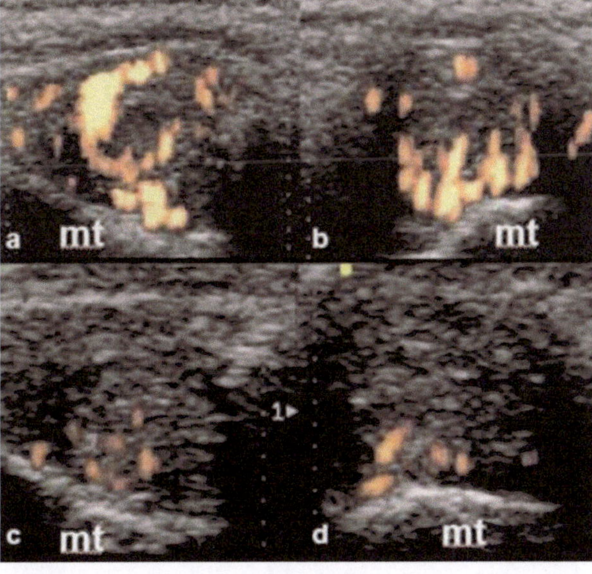

Fig. 5.2a-d Artrite reumatoide. Sinovite dell'articolazione metatarsofalangea del 3° dito del piede destro. **a,b** Studio ecografico basale. Le scansioni dorsali, longitudinale (**a**) e trasversale (**b**), mostrano una marcata distensione della capsula articolare e un marcato segnale power Doppler intra-articolare. **c,d** La valutazione ecografica, eseguita a distanza di due settimane da una infiltrazione con 15 mg di triamcinolone acetonide, ha permesso di documentare una netta riduzione dell'entità del segnale power Doppler intra-articolare. *mt*=testa del III metatarso

Variazioni significative di distensione della capsula articolare si osservano a seguito di diverse modalità di trattamento di tipo sia locale (iniezione di steroide) sia sistemico. Nel valutare le variazioni di distensione della capsula articolare occorre tenere conto dei diversi fattori. Tra questi figurano la standardizzazione dei punti di repere anatomico e la pressione della sonda sulla superficie cutanea. L'individuazione dei punti di repere anatomico consente di evitare errori di misurazione dovuti al fatto che anche minime variazioni di inclinazione e/o di posizione della sonda possono influire in modo rilevante sulla misurazione della entità della distensione della capsula articolare. Per quanto concerne invece la pressione della sonda, è consigliabile evitare il contatto diretto con la cute, utilizzando uno spesso strato di gel come distanziatore.

Le variazioni di distensione della capsula articolare possono essere espresse in modo quantitativo o semiquantitativo. Quest'ultima modalità di valutazione appare allo stato attuale preferibile rispetto ad un'analisi di tipo quantitativa in mancanza di un adeguato consenso sulla individuazione dei punti di repere per la misurazione. Nella valutazione della evolutività di una distensione della capsula articolare occorre anche fare riferimento alle caratteristiche ecostrutturali del contenuto della capsula. Il rapporto tra liquido sinoviale e proliferazione sinoviale andrebbe sempre accuratamente descritto in quanto il progressivo incremento di proliferazione sinoviale rappresenta un indicatore attendibile di evolutività e di cronicizzazione del processo infiammatorio.

DISTENSIONE DELLA GUAINA TENDINEA Per la distensione della guaina tendinea valgono gli stessi principi esposti per la distensione della capsula articolare. La valutazione delle variazioni della distensione della guaina tendinea risulta tuttavia più agevole, in quanto i tendini si prestano ad una migliore analisi di tipo quantitativo specie nelle scansioni trasversali. L'entità della distensione può presentare un'ampia

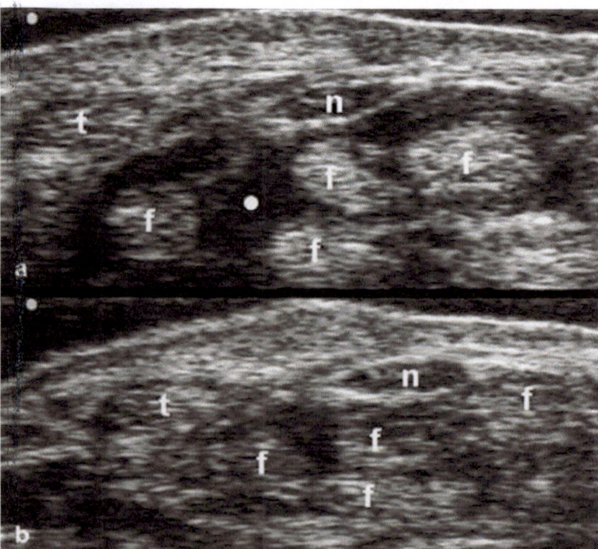

Fig. 5.3a,b Artrite reumatoide. Sindrome del tunnel carpale da tenosinovite dei tendini dei flessori delle dita (*f*). **a** Studio ecografico basale. Una scansione trasversale volare mostra una marcata distensione ipo-anecogena della guaina comune dei tendini dei flessori delle dita. **b** Si noti come a distanza di sei settimane da una infiltrazione eseguita sotto guida ecografica, con 30 mg di triamcinolone acetonide, non siano documentabili espressioni ecografiche indicative di tenosinovite.
• =liquido sinoviale; *n*=nervo mediano; *t*=tendine del flessore radiale del carpo

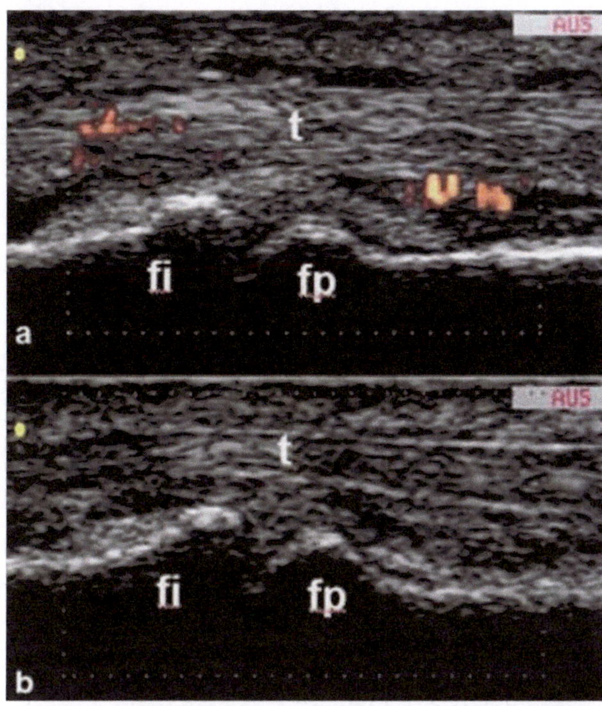

Fig. 5.4a,b Artrite reumatoide. Quadro ecografico di tenosinovite dei flessori del III dito della mano sinistra. **a** Lo studio ecografico basale ha messo in evidenza in scansione longitudinale volare, una distensione della guaina tendinea (*t*) e la presenza di segnale power Doppler peritendineo di media entità. **b** La valutazione ecografica eseguita a distanza di due settimane da una infiltrazione con 20 mg di triamcinolone acetonide, ha permesso di documentare l'assenza di segni indicativi di tenosinovite. *fp*=falange prossimale; *fi*=falange intermedia

variabilità nei diversi tratti del tendine, in rapporto alla diversa pressione esercitata sulla guaina dalle strutture anatomiche circostanti. Di ciò occorre tener conto negli studi di follow-up. Una accurata valutazione comparativa delle scansioni longitudinali e trasversali consente in genere di ottenere un buon livello di riproducibilità (Figg. 5.3, 5.4).

ALTERAZIONI MORFOSTRUTTURALI DEI TENDINI Il tendine normale presenta caratteristiche morfostrutturali omogenee e ben definite (ecostruttura fibrillare). Alterazioni anche minime dell'integrità delle fibre connettivali possono essere agevolmente rilevate all'indagine ecografica e vanno ricercate con attenzione nei pazienti che presentano manifestazioni cliniche indicative di sofferenza tendinea e/o in soggetti, anche asintomatici, che presentano condizioni ad elevato rischio di patologia tendinea (spondiloartriti sieronegative, ipercolesterolemia familiare). Agli estremi opposti della variegata gamma di espressioni di sofferenza tendinea si collocano rispettivamente la perdita della normale ecostruttura fibrillare del tendine e le rotture tendinee.

Le rotture parziali dei tendini sono di frequente osservazione specie a carico dei flessori delle dita, dell'estensore ulnare del carpo, del tibiale posteriore, del tendine di Achille, del sovraspinoso e del capo lungo del bicipite brachiale. La valutazione ecografica della progressione di tali lesioni consente di documentare espressioni di un efficace processo riparativo che, nel caso delle soluzioni intratendinee di continuità, può portare ad una risoluzione totale della lesione accompagnata da aree irregolari di iperecogenicità indicative di un processo riparativo di tipo fibrotico.

TUMEFAZIONE DEI TESSUTI MOLLI La tumefazione dei tessuti molli periarticolari e peritendinei è un parametro di rilievo nella valutazione dei pazienti con spondiloartrite sieronegativa e tutte le altre condizioni nelle quali l'edema flogistico costituisce parte integrante del processo infiammatorio. Nella pratica clinica reumatologica, le variazioni della tumefazione dei tessuti molli si osservano soprattutto in pazienti con artrite psoriasica (dito "a salsicciotto") e/o con tendinopatie croniche.

ALTERATA ECOGENICITÀ DEI TESSUTI MOLLI L'ecogenicità dei tessuti è espressione della loro composizione chimica ed è nettamente influenzata dal contenuto di acqua. Una riduzione della ecogenicità dei tessuti molli è una delle espressioni più caratteristiche del processo flogistico. Una netta riduzione della ecogenicità dei tessuti, pertanto, si osserva in presenza di una intensa attività flogistica, mentre, il ritorno ad un livello di ecogenicità "normale" indica la risoluzione del processo infiammatorio. In presenza di un processo riparativo a carattere fibrotico/cicatriziale si può rilevare invece, un incremento generalmente disomogeneo della ecogenicità dei tessuti. Questo tipo di espressione si rileva soprattutto in corrispondenza dei tendini.

SOLUZIONE DI CONTINUITÀ DEL PROFILO OSSEO Il monitoraggio della evolutività delle erosioni ossee costituisce una delle aree di applicazione di più rilevante interesse pratico per l'ecografia. Uno degli obiettivi fondamentali del trattamento dell'artrite reumatoide è quello di arrestare l'evoluzione del danno anatomico e, in particolare, quello della progressione del processo erosivo. Lo studio dell'evoluzione delle erosioni viene tradizionalmente effettuato mediante indagine radiografica, ma l'ecografia per la sua elevata sensibilità e per le sue potenzialità di esplorazione multiplanare può rappresentare una valida alternativa, soprattutto per gli studi di follow-up a breve termine. La recente disponibilità di sonde volumetriche consente una più precisa caratterizzazione topografica e quantitativa del processo erosivo. Oltre a definire l'entità della soluzione di continuità della corticale ossea, l'ecografia tridimensionale permette lo studio dell'area e del volume dell'erosione.

AUMENTO DELLA PERFUSIONE EMATICA L'elevata sensibilità raggiunta dal power Doppler e dal color Doppler consente di documentare la presenza di variazioni anche

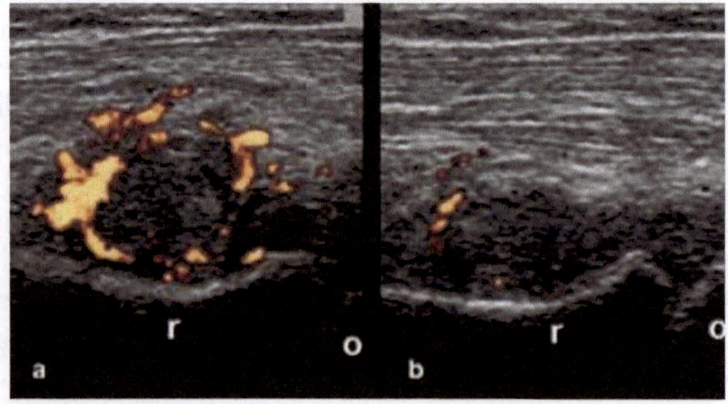

Fig. 5.5a,b Artrite reumatoide. Sinovite del gomito. **a** Studio ecografico basale. Una scansione longitudinale anteriore condotta a livello del capitello radiale, rivela una marcata distensione della capsula articolare e la presenza di un segnale power Doppler intra-articolare di marcata entità. **b** La valutazione ecografica eseguita a distanza di due settimane da una infiltrazione con 40 mg di triamcinolone acetonide, documenta una netta riduzione del segnale power Doppler. *o*=omero; *r*=radio

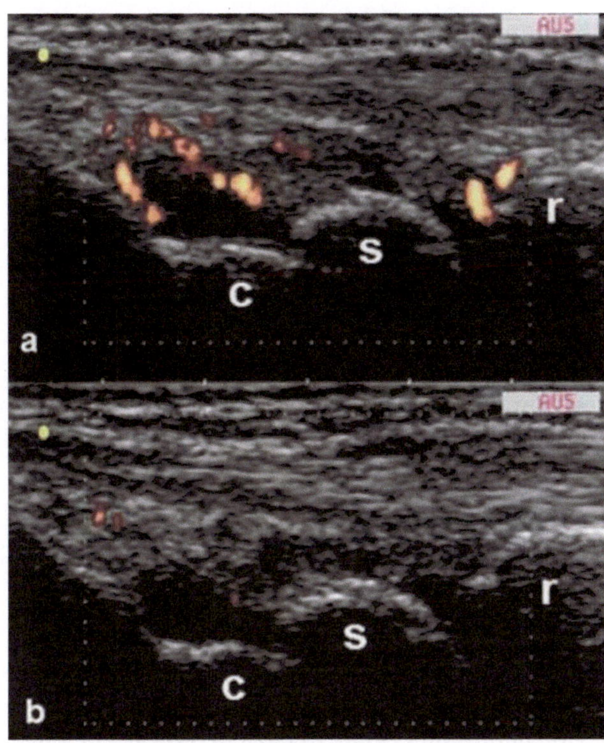

Fig. 5.6a,b Artrite reumatoide. Sinovite del polso. **a** Lo studio ecografico basale in scansione longitudinale dorsale mostra una distensione della capsula articolare e la presenza di un segnale power Doppler intra-articolare di media entità. **b** La valutazione ecografica eseguita a distanza di due settimane dalla esecuzione di una infiltrazione con 30 mg di triamcinolone acetonide, ha permesso di rilevare una netta riduzione del segnale power Doppler. *r*=radio; *s*=osso semilunare; *c*=osso capitato

minime del flusso ematico a livello dei tessuti molli e, in particolare, della membrana sinoviale in pazienti con artrite acuta e cronica. Le ottime potenzialità del power Doppler trovano conferma nei risultati di studi comparativi con risonanza magnetica, artroscopia ed istologia.

La possibilità di valutare le variazioni del flusso ematico a livello delle articolazioni e dei tendini risulta particolarmente utile nel monitoraggio a breve termine dell'efficacia della terapia con glucocorticoidi e farmaci biologici (Figg. 5.5-5.8).

I primi studi relativi all'impiego del power Doppler nel monitoraggio della terapia sono stati effettuati in pazienti con artrite reumatoide in trattamento con glucocorticoidi. Variazioni significative della perfusione sinoviale nell'arco di 1-2 settimane sono stati osservati in pazienti con artrite reumatoide, artrite psoriasica e condrocalcinosi sottoposti a trattamento intra-articolare con triamcinolone acetonide a livello del ginocchio. Queste preliminari osservazioni sono state confermate successivamente su una più ampia casistica. Una riduzione della perfusione è stata anche documentata nell'arco di una settimana dopo somministrazione di 125 mg di 6-metilprednisolone per via endovenosa per tre giorni, seguiti da 20 mg di Prednisolone per via orale (Fig. 5.9).

Le variazioni di flusso ematico sono state recentemente valutate anche nel monitoraggio dell'efficacia del trattamento con farmaci biologici in pazienti con artrite reumatoide e con spondiloartrite sieronegativa. In pazienti con artrite reumatoide in

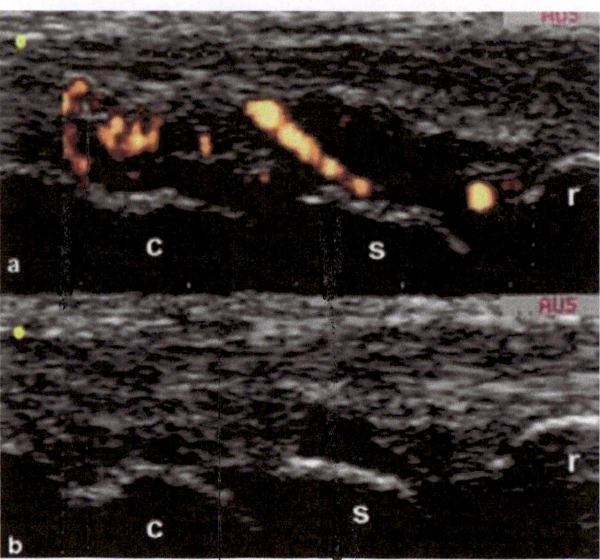

Fig. 5.7a,b Artrite reumatoide. Sinovite del polso. **a.** Studio ecografico basale. Una scansione longitudinale dorsale mostra la marcata distensione della capsula delle articolazioni radio-carpica ed intercarpica e la presenza di un segnale power Doppler intra-articolare di media entità. **b.** La valutazione ecografica eseguita a distanza di dodici settimane dall'inizio del trattamento con Infliximab, consente di rilevare la netta riduzione della distensione della capsula articolare e la scomparsa di segnale power Doppler intra-articolare. *s* = osso semilunare; *c* = osso capitato

trattamento con Etanercept, una riduzione significativa della perfusione sinoviale a livello delle articolazioni metacarpo-falangee è stata documentata a distanza di un mese rispetto ai valori pre-trattamento. Le potenzialità del power Doppler nel monitoraggio della terapia sono state ulteriormente confermate in pazienti con artrite reumatoide trattati con Adalimumab. A distanza di due settimane dall'inizio del trattamento, il 79% dei pazienti presentava una riduzione di almeno un punto nella scala semiquantitativa di valutazione della perfusione sinoviale a livello del polso.

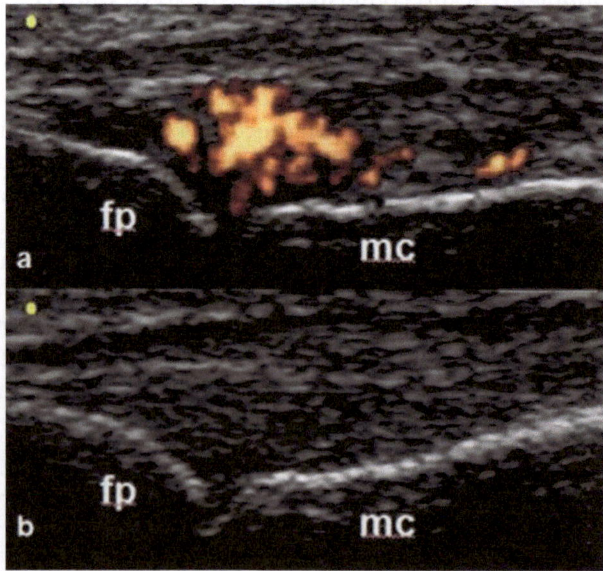

Fig. 5.9a,b Artrite reumatoide. Sinovite dell'articolazione metacarpofalangea del 4° dito della mano destra. **a** Studio ecografico basale. Una scansione longitudinale dorsale mostra una marcata distensione della capsula articolare e un marcato segnale power Doppler intra-articolare. **b** Un esame ecografico di controllo, eseguito dopo tre giorni di terapia infusionale con 6-metil prednisolone (125 mg/die), ha messo in evidenza la scomparsa del segnale power Doppler. *mc*=metacarpo; *fp*=falange prossimale

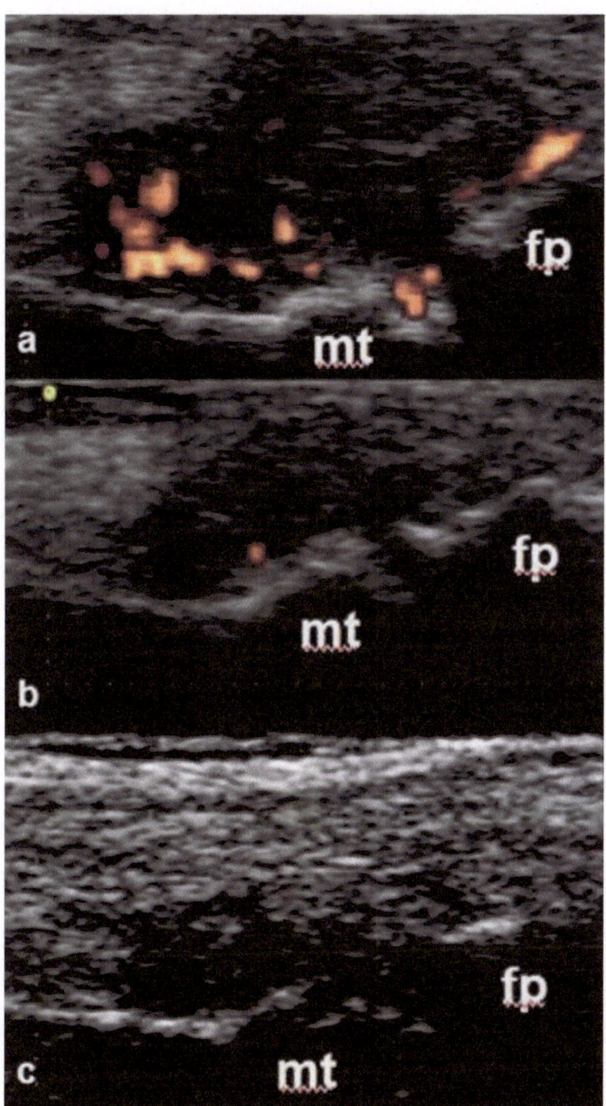

Fig. 5.8a-c Artrite idiopatica giovanile. Sinovite dell'articolazione metatarsofalangea dell'alluce del piede destro. **a** Studio ecografico basale. Si noti come in scansione longitudinale dorsale sia possibile rilevare una marcata distensione della capsula articolare e un segnale power Doppler intra-articolare di media entità. **b** Il quadro ecografico, a distanza di due settimane da una infiltrazione con 20 mg di triamcinolone acetonide, documenta la netta riduzione del segnale power Doppler. **c** La valutazione ecografica, eseguita a distanza di cinque anni dall'inizio del trattamento con methotrexate (15 mg/settimana), mostra una riduzione della distensione della capsula articolare e la completa scomparsa del segnale power Doppler intra-articolare. *mt*=metatarso; *fp*=falange prossimale

Il limite principale all'uso sistematico del power Doppler nel monitoraggio della terapia delle artriti croniche è rappresentato dall'elevato grado di disomogeneità di distribuzione delle aree di proliferazione sinoviale con aumentato flusso.

PARTE II
Spondiloentesoartriti sieronegative

6 SPONDILOENTESOARTRITI SIERONEGATIVE

INTRODUZIONE

IGNAZIO OLIVIERI, ENRICO SCARANO, SALVATORE D'ANGELO

Le spondiloartriti o spondiloentesoartriti sieronegative (SpA) rappresentano un gruppo di malattie infiammatorie articolari che condividono numerosi aspetti epidemiologici, patogenetici, clinici e radiologici. Il termine spondiloentesoartrite sottolinea i tre aspetti principali che caratterizzano queste affezioni, quali l'interessamento del rachide, delle entesi e delle articolazioni periferiche.

In questo gruppo vengono classificate le seguenti patologie:
- spondilite anchilosante (SA);
- artrite psoriasica (AP);
- artrite reattiva (ARe);
- spondiloartriti associate a malattie infiammatorie intestinali o artriti enteropatiche (EA);
- spondiloartriti indifferenziate.

EPIDEMIOLOGIA

La prevalenza delle SpA varia, a seconda delle popolazioni studiate, dallo 0,2% all'1,9%.

Risultano maggiormente colpiti i soggetti di sesso maschile con un'età d'esordio compresa tra la seconda e la terza decade di vita.

EZIOPATOGENESI

Nel processo eziopatogenetico delle SpA sono chiamati in causa fattori genetici ed infettivi con un meccanismo immunitario quale mediatore nella genesi del danno.

I pazienti affetti da SpA presentano frequentemente un'aggregazione familiare, anche non omologa (possibile presenza di malattie diverse del gruppo in membri diversi della stessa famiglia).

L'antigene di istocompatibilità di classe I HLA B27 risulta strettamente correlato alla suscettibilità di sviluppare i vari tipi di SpA; tuttavia, la prevalenza di tale marcatore varia nettamente non solo in rapporto al tipo di malattia (fino al 95% dei pazienti con SA sono HLA B27 positivi contro solo il 40% dei pazienti con AP), ma anche alle caratteristiche etniche del paziente. Oltre al HLA B27 altri fattori genetici possono influenzare la suscettibilità, la forma e la gravità della malattia.

Le infezioni batteriche sono da tempo riconosciute come un possibile fattore eziologico di molte SpA. È stata dimostrata la possibilità da parte di *Chlamydia* e di numerosi enterobatteri di scatenare un'ARe. Il conseguente processo infiammatorio interessante le strutture articolari e pararticolari viene definito "sterile", in quanto non sono identificabili in situ gli agenti infettivi responsabili, mentre la frequente dimostrazione di loro frammenti antigenici nel liquido sinoviale supporta l'ipotesi di una patogenesi autoimmune.

Tuttavia, non vi è la dimostrazione certa di un rapporto causale fra l'infezione e il successivo processo infiammatorio articolare e, inoltre, per la SA ed altre SpA non è stato ancora identificato un possibile fattore infettivo innescante.

QUADRO CLINICO

La sede primaria del processo infiammatorio delle SpA sono le entesi, cioè i punti di inserzione ossea di legamenti, tendini e di altre componenti fibrocartilaginee dell'apparato locomotore. Tale interessamento è responsabile di gran parte delle manifestazioni articolari tipiche delle SpA, sia assili sia periferiche, quali la sacroileite, la spondilite, l'entesite, la dattilite e la oligoartrite.

Vanno inoltre menzionate le manifestazioni extra-articolari come quelle oculari (uveite anteriore, congiuntivite), mucocutanee (psoriasi, cheratoderma blenoraggico, balanite circinata), cardiache (insufficienza aortica, disturbi di conduzione atrio-ventricolare) ed intestinali (colite cronica).

VALUTAZIONE DI LABORATORIO

Non esistono test di laboratorio "diagnostici" per le SpA. Il termine "SpA sieronegative" deriva dal fatto che risultano negativi i test per il fattore reumatoide. Un incremento degli indici di flogosi si verifica in circa il 60% dei casi. La presenza o l'assenza di HLA B27 non è sufficiente a confermare o ad escludere la diagnosi di SpA poiché questo test non ha mai una sensibilità o una specificità del 100%.

CLASSIFICAZIONE

Nelle fasi di esordio delle SpA non è sempre agevole differenziarle tra loro perché sono molti gli aspetti clinici in comune.

L'*European Spondyloarthropathy Study Group* (ESSG) nel 1991 ha proposto criteri classificativi dell'intero gruppo delle SpA. Questi criteri (Tabella 6.1) hanno un'alta specificità e sensibilità, ma non sono sufficienti a classificare pazienti con manifestazioni isolate (artrite periferica, dattilite, entesite, rachialgia infiammatoria o uveite anteriore acuta).

I criteri di Amor (Tabella 6.2) hanno il vantaggio, rispetto a quelli dell'ESSG, di poter classificare come affetto da una SpA anche un paziente con una forma indifferenziata che non presenti almeno uno dei due criteri maggiori ESSG (dolore infiammatorio vertebrale o artrite periferica). Comunque, anche questi criteri non sono in grado di classificare pazienti con manifestazioni isolate (nessun singolo criterio raggiunge il punteggio minimo di 6).

Tabella 6.1 Criteri classificativi delle spondiloartriti dell'*European Spondyloarthropathy Study Group* (1991)

Criteri maggiori (almeno uno)
Dolore infiammatorio vertebrale (cervicale, dorsale o lombare) con almeno 4 delle seguenti caratteristiche: a) durata superiore ai 3 mesi; b) esordio insidioso; c) miglioramento con l'esercizio; d) associato a rigidità mattutina; e) insorto in soggetto di età inferiore ai 45 anni
Artrite periferica asimmetrica o prevalentemente localizzata agli arti inferiori
Criteri minori (almeno uno)
Familiarità (primo o secondo grado) per spondilite anchilosante, psoriasi, artrite reattiva, uveite acuta o malattia infiammatoria intestinale
Psoriasi (pregressa o in atto, documentata da un medico)
Malattia infiammatoria intestinale (morbo di Crohn o colite ulcerosa, confermati con esame radiologico o endoscopico)
Dolore gluteo alternante (riferito o in atto)
Entesopatia (dolore spontaneo, riferito o in atto, o dolorabilità alla pressione all'inserzione calcaneare del tendine d'Achille o della fascia plantare)
Uretrite o cervicite non gonococcica o diarrea acuta nel mese precedente l'insorgenza dell'artrite
Reperto radiologico di sacroileite definita (se bilaterale grado 2-4, se monolaterale grado 3-4)

Sensibilità 87%, specificità 87% (con sacroileite)

Sensibilità 77%, specificità 89% (senza sacroileite)

Tabella 6.2 Criteri classificativi delle spondiloartriti secondo Amor (1990)

Parametro		Punteggio
A	Sintomi clinici o storia di:	
1	Dolore notturno e/o rigidità mattutina del rachide lombare o dorsale	1
2	Oligoartrite asimmetrica	2
3	Dolore gluteo mal localizzato	1
	Dolore gluteo alternante	2
4	Dita delle mani o dei piedi "a salsicciotto"	2
5	Talalgia o altra entesopatia ben definita	2
6	Irite	2
7	Uretrite non gonococcica o cervicite entro un mese dall'esordio dell'artrite	1
8	Diarrea acuta entro un mese dall'esordio dell'artrite	1
9	Psoriasi e/o balanite e/o malattia infiammatoria intestinale in atto o pregressa	2
B	Reperti radiologici	
10	Sacroileite (stadio 2 o più se bilaterale, stadio 3 o più se unilaterale)	2
C	Predisposizione genetica	
11	Positività dell'antigene HLA B27 e/o storia familiare di spondilite anchilosante, artrite reattiva, psoriasi, uveite o malattia infiammatoria cronica	2
D	Risposta al trattamento	
12	Miglioramento del dolore entro 48 ore dall'assunzione di un FANS e/o rapida (48 ore) ricomparsa dopo la sospensione	2

Un paziente è considerato affetto da spondiloartrite in presenza di un punteggio 6. Sensibilità 90%, specificità 87%

GENERALITÀ SUL QUADRO IMAGING

La diagnostica per immagini ha il compito di confermare la diagnosi clinica per poter instaurare in tempo i provvedimenti terapeutici, di valutare la risposta alla terapia e l'insorgenza di complicanze.

Sebbene la diagnosi di spondiloentesoartrite si basi essenzialmente su criteri clinici (criteri ESSG e di Amor) e test genetici (HLA B27), la conferma del sospetto diagnostico fa molto affidamento sul riscontro dell'imaging, il quale consente, inoltre, di definire il bilancio di estensione della malattia e di valutarne l'evolutività. Un'accurata valutazione clinico-laboratoristico-strumentale consente di differenziare le spondiloartriti sieronegative dell'artrite rematoide (Tabella 6.3).

La lesione qualificante delle spondiloentesoartriti sieronegative è rappresentata dall'entesite, ossia dalla flogosi della porzione inserzionale sull'osso di un legamento, di un tendine, di una fascia o della capsula articolare (Fig. 6.1).

L'entesite può interessare tanto lo scheletro assile quanto quello periferico e, di regola, la positività del quadro radiologico convenzionale è tardiva rispetto all'epoca di esordio dei sintomi clinici.

Pertanto nell'evoluzione cronologica del danno anatomico possiamo distinguere il quadro imaging della malattia nelle fasi pre-radiologica, radiologica e tardiva.

Nella **fase pre-radiologica o stadio *early*** per poter identificare i segni precoci o d'esordio di coinvolgimento entesitico occorre utilizzare metodiche a più elevata sensibilità quali l'ecografia ad alta risoluzione combinata con il power Doppler e, soprattutto, la risonanza magnetica basale con sequenze ad alta risoluzione di contrasto (ad es. STIR T2) e dinamica con sequenze T1 GRE prima e dopo infusione endovenosa di mezzo di contrasto.

La diagnosi in fase precoce, *early* o pre-radiologica, è importante perché oggi vi sono farmaci (anti-TNF alfa) in grado di prevenire e ostacolare la progressione del danno radiologico che può essere causa di gravi disabilità.

Tabella 6.3 Criteri di distinzione tra artrite reumatoide e spondiloartriti

Diagnosi differenziale	AR	SpA
Fattore reumatoide	Presente	Assente
Noduli reumatoidi	Presente	Assente
Associazione con HLA B27	Assente	Presente
Artrite periferica	Simmetrica	Asimmetrica
Spondilite	Assente	Presente
Sacroileite	Assente	Presente
Entesite	Assente o rara	Presente
Osteoporosi iuxta-articolare	Presente	Assente o rara
Erosioni	Nette	Sfumate
Fenomeni osteoproliferativi	Assenti	Presenti
Anchilosi	Fibrosa	Ossea

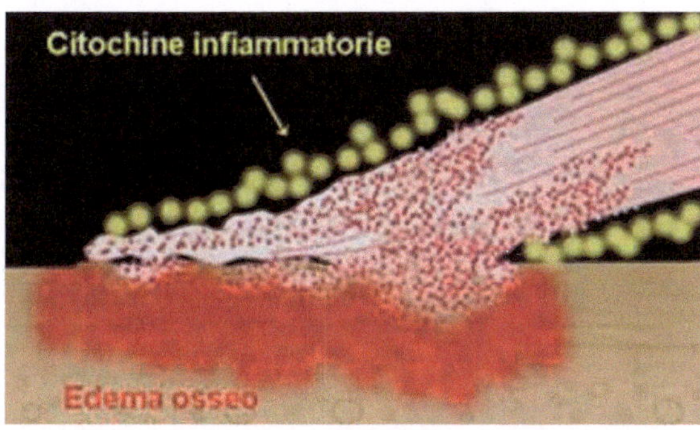

Fig. 6.1 Le citochine proflogogene sono responsabili tanto dell'infiltrato infiammatorio a carico dell'entesi, quanto del coinvolgimento flogistico dell'osso sotto-inserzionale, caratteristicamente accompagnato da edema

La scintigrafia è un esame oggi poco utilizzato perché la scarsa specificità fa da contro-altare alla sua elevata sensibilità.

Nella cosiddetta **fase radiologica** il quadro clinico è ormai definito e si ricercano quei segni spesso patognomonici di ogni singola spondiloentesoartrite. Le metodiche a più elevata sensibilità (ECD e RM) possono essere utili in tale fase per valutare l'attività di malattia e la risposta alla terapia.

Nella **fase tardiva o conclamata** la diagnostica per immagini ha il ruolo di definire gli esiti e le complicanze ormai strutturate.

7 SPONDILOENTESOARTRITI SIERONEGATIVE

SPONDILITE ANCHILOSANTE

7.1 SINOSSI CLINICA

Salvatore D'Angelo, Ignazio Olivieri

DEFINIZIONE

La spondilite anchilosante (SA) è considerata la forma più comune e tipica delle SpA. È una malattia infiammatoria cronica ad eziologia sconosciuta che colpisce prevalentemente lo scheletro assile.

La forma classica (primaria o idiopatica) è quella che insorge al di fuori di ogni altra condizione, e va distinta dalla secondaria che può comparire in corso di psoriasi, ARe o malattia infiammatoria intestinale.

EPIDEMIOLOGIA

La prevalenza varia, a seconda dell'etnia e dei criteri classificativi utilizzati, tra lo 0,2% e l'1,8%. Raramente la condizione insorge dopo i 50 anni. Il rapporto F/M è 1/2-1/3.

L'espressione clinica della SA sembra essere simile nei due sessi.

EZIOPATOGENESI

La precisa eziologia non è nota; comunque, la stretta associazione con HLA B27 (presente nel 80%-95% dei pazienti e solo nell'8% della popolazione generale) suggerisce che la malattia è dovuta a una risposta immune a stimoli ambientali (infettivi) in soggetti geneticamente suscettibili. I fattori genetici sono responsabili al 98% della suscettibilità alla malattia, ma con modalità di tipo poligenico e con un rischio attribuibile a HLA B27 non superiore al 50%. Quindi HLA B27 appare come un fattore di suscettibilità importante, ma non è un fattore assolutamente richiesto, né il solo fattore necessario.

La prevalenza della SA nella popolazione generale HLA-B27 positiva è minore del 2%, mentre nell'ambito dei parenti HLA-B27 positivi di un paziente con SA è circa il

20%. Una spiegazione di ciò può essere data dalla presenza di altri geni responsabili della suscettibilità alla malattia, come HLA-B60 o HLA-B39.

Ci sono numerose evidenze che suggeriscono un rapporto tra SpA ed infezioni, ed in particolare tra ARe ed infezioni sostenute da batteri intracellulari facoltativi o obbligati. Nella SA il ruolo di agenti infettivi è poco chiaro. Comunque, è stata riscontrata una correlazione tra elevati livelli di anticorpi anti-*Klebsiella* e presenza di lesioni intestinali.

Molti batteri innescanti le SpA sono rapidamente eliminati. Quindi non è la presenza del germe, o di suoi prodotti, che sostiene la flogosi, ma si ipotizza una stimolazione persistente dei T linfociti da parte di autoantigeni cross-reattivi.

ANATOMIA PATOLOGICA

Il sito primario di danno nella SA è l'entesi. Inizialmente, sono presenti un infiltrato di mononucleati nel connettivo fibroso lasso, edema interessante lo spazio midollare adiacente e difetti erosivi della corticale ossea dovuti ad incremento dell'attività osteoclastica. Successivamente, l'entesite è caratterizzata dalla fibrosi per stimolazione dei fibroblasti, da eventuale metaplasia cartilaginea e proliferazione di tessuto reattivo che sostituisce l'entesi. Le fasi seguenti di erosione e neoformazione sul versante osseo dell'entesi sono alla base del processo detto osteite.

Tipici della SA sono i processi di ossificazione dei legamenti, tendini e capsule articolari e la formazione di sindesmofiti, che derivano dall'entesite a carico delle fibre esterne dell'anulus fibroso del disco intervertebrale e dall'osteite delle zone d'inserzione ai piatti vertebrali.

QUADRO CLINICO

MANIFESTAZIONI ARTICOLARI Il tipico sintomo di presentazione è rappresentato da una lombalgia cronica ad esordio insidioso che si associa a rigidità del rachide.

La lombalgia è, comunque, un sintomo molto comune presente fino all'80% della popolazione generale, quindi la lombalgia infiammatoria della SA va distinta da quella non infiammatoria. I caratteri distintivi della lombalgia infiammatoria sono: esordio prima dei 40 anni; esordio insidioso; persistenza da almeno 3 mesi; associazione con rigidità mattutina; miglioramento con l'esercizio.

Il dolore è tipicamente ad esordio insidioso, profondo e mal definito, prevalentemente localizzato nella regione delle sacroiliache, può talvolta essere riferito verso la regione della cresta iliaca o del grande trocantere. La compressione della radice del nervo ischiatico può essere suggerita dall'irradiazione alla regione glutea, con dolore tipicamente bilaterale alternante. Sebbene, all'inizio, il dolore è monolaterale o intermittente, entro pochi mesi, diventa persistente e bilaterale; la regione lombare diventa rigida e dolente. Si associa al dolore una rigidità che si accentua al mattino e che può avere una durata fino a 3 ore.

Il coinvolgimento delle articolazioni costo-vertebrali e costo-trasversarie e le entesiti della manubrio-sternale e delle costo-sternali possono causare un dolore toracico che si accentua con la tosse o gli starnuti.

Una complicanza assile tardiva è la spondilodiscite che consiste nel crollo di un disco intervertebrale associato a fenomeni erosivi da osteite dei piatti vertebrali. Clinicamente è caratterizzata dalla comparsa improvvisa di dolore trafittivo al rachide, accentuato con il movimento.

Il processo entesitico può determinare dolorabilità alla pressione in alcuni siti extra-articolari come le giunzioni costo-sternali, processi spinosi, creste iliache, grandi trocanteri, tuberosità ischiatiche, tuberosità tibiali o talloni (entesite achillea e fascite plantare).

Le spalle e le anche sono le articolazioni extra-assiali più frequentemente interessate e possono rappresentare il sintomo di presentazione nel 15% dei casi (SA rizomelica). In caso di coxite, frequente anche nelle fasi tardive, sono presenti dolore inguinale ed al ginocchio, riduzione della rotazione e dell'abduzione dell'anca.

MANIFESTAZIONI OCULARI   L'uveite anteriore acuta (o iridociclite) è la manifestazione extra-articolare più frequente (25%-30%). Le manifestazioni oculari non sono correlate all'attività della malattia articolare e sono più frequenti nei pazienti HLA B27 positivi. L'attacco è tipicamente acuto e monolaterale, anche se può essere alternato. L'occhio è arrossato, dolente; vi sono disturbi visivi, fotofobia ed aumentata lacrimazione.

MANIFESTAZIONI CARDIOVASCOLARI Sono rappresentate da aortite ascendente, insufficienza aortica ed anomalie di conduzione che divengono più frequenti con l'aumentare della durata di malattia.

MANIFESTAZIONI POLMONARI Mediamente dopo circa 20 anni dall'esordio della SA si realizza una fibrosi polmonare lentamente progressiva.

MANIFESTAZIONI NEUROLOGICHE Sono causate da fratture o fenomeni compressivi (ossificazione del legamento longitudinale posteriore, lesioni distruttive del disco intervertebrale, stenosi spinale). La sede più frequente è C5-C6 e C6-C7. Sono descritte anche sublussazioni atlanto-assiali anteriori con esordio insidioso di dolore nucale e cervicale, accompagnato da tremori, parestesie e da iperriflessia agli arti superiori.

La sindrome della cauda equina rappresenta una rara, ma seria complicanza della SA di lunga durata che interessa le radici nervose lombo-sacrali. Si presenta con dolore e perdita della sensibilità, ma frequentemente si associano impotenza ed incontinenza fecale ed urinaria.

ESAME OBIETTIVO La limitazione della motilità vertebrale è valutabile mediante la flessione anteriore, l'iperestensione e la flessione laterale. Vi può essere scomparsa della lordosi lombare ed in fase tardiva, cifosi dorsale ed inversione della lordosi cervicale.

Le principali manovre semeiotiche che valutano la limitazione della motilità del rachide sono:

- **Test di Schober.** Con il paziente in posizione eretta, si segna un punto in corrispondenza del processo spinoso di L5 ed un punto 10 cm più in alto. Il paziente è invitato a flettersi in avanti senza piegare le ginocchia. In caso di ridotta motilità vertebrale la distanza tra i 2 punti sarà inferiore ai 15 cm.
- **Test della freccia di Forestier.** Al paziente, appoggiato con il tronco alla parete, si chiede di toccare il muro con l'occipite; è indicativa della cifosi dorsale fissa o della ridotta estensione del rachide cervicale.

– **Espansibilità toracica.** Va misurata in massima inspirazione (preceduta da un'espirazione massimale) a livello del IV spazio intercostale nei maschi, e subito sotto le mammelle nelle donne. I valori normali sono età e sesso dipendenti. Valori inferiori ai 2,5 cm in giovani uomini con una lombalgia ad esordio insidioso sono molto suggestivi di SA.

L'impegno delle sacroiliache può essere valutato con manovre di sollecitazione diretta o indiretta. Tali manovre però sono poco specifiche ed inoltre possono risultare negative sia nelle fasi iniziali di malattia sia in quelle tardive caratterizzate da fibrosi ed anchilosi ossea dell'articolazione.

LABORATORIO

Generalmente gli esami ematochimici non sono utili. La VES è spesso elevata (fino al 75% dei pazienti), ma non correla con l'attività di malattia; raramente si rileva un aumento delle IgA.

La tipizzazione HLA B27 (positiva nel 70%-90% dei casi) non può essere usata come test diagnostico in tutti pazienti con lombalgia. Può essere utile in casi selezionati, come pazienti con lombalgia infiammatoria o con artrite periferica asimmetrica sieronegativa con entesite.

7.2 QUADRO IMAGING

Enrico Scarano, Mariantonietta Indolfi, Fabio Martino

SCHELETRO ASSILE

FASE PRERADIOLOGICA Nel paziente con lombalgia infiammatoria di insorgenza recente, di pochi mesi, la radiologia convenzionale non è diagnostica e di regola è negativa.

Al contrario, in questa fase la RM è fondamentale per la diagnosi *early* potendo dimostrare il focale edema osseo infiammatorio. L'insorgenza di una sacroileite viene testimoniata dalla presenza di edema osseo subcondrale riscontrabile come area circoscritta di ipersegnale nelle sequenze STIR T2 pesate o nelle sequenze T1 pesate, con soppressione del grasso, dopo assunzione di gadolinio, con impregnazione iperintensa dell'osso subcondrale e dello spazio articolare (Fig. 7.1).

Inizialmente, il quadro RM di sacroileite può essere monolaterale, ma ben presto diventa bilaterale e simmetrico. L'interessamento infiammatorio della sinfisi pubica

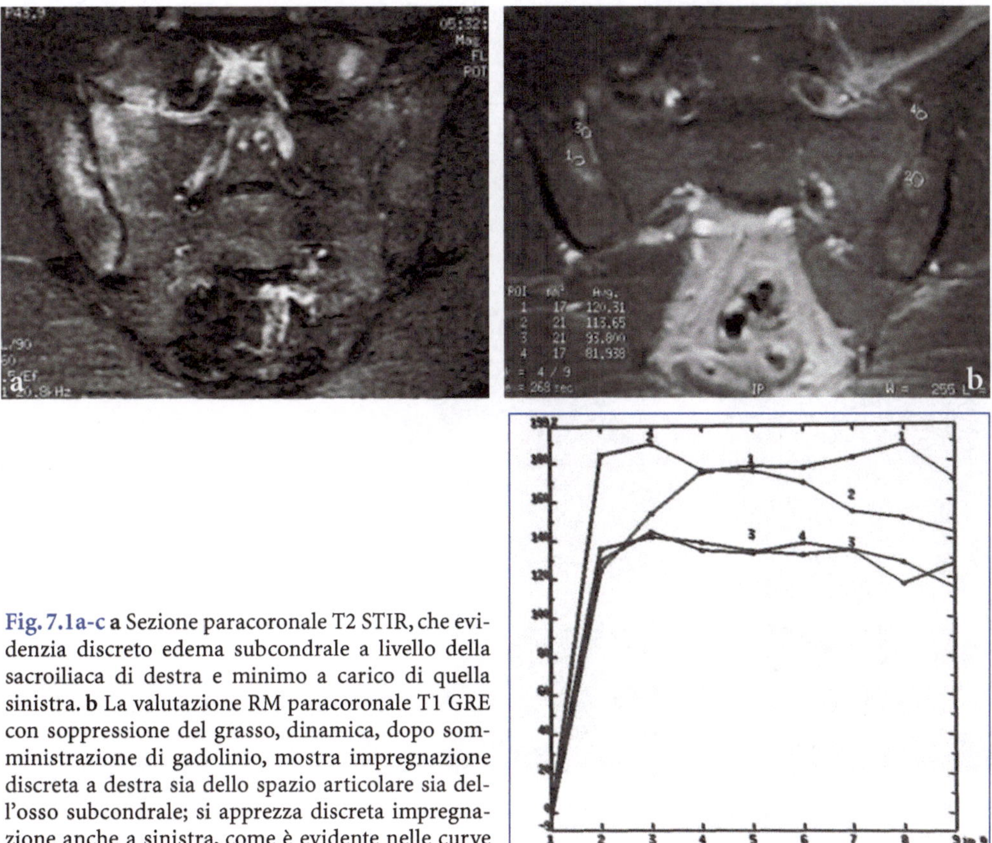

Fig. 7.1a-c a Sezione paracoronale T2 STIR, che evidenzia discreto edema subcondrale a livello della sacroiliaca di destra e minimo a carico di quella sinistra. b La valutazione RM paracoronale T1 GRE con soppressione del grasso, dinamica, dopo somministrazione di gadolinio, mostra impregnazione discreta a destra sia dello spazio articolare sia dell'osso subcondrale; si apprezza discreta impregnazione anche a sinistra, come è evidente nelle curve intensità/tempo (c)

non è raro, con un'incidenza del 16%-23%. La dimostrazione RM ripropone il quadro della sacroileite, con edema iuxta-articolare che nelle sequenze T1 pesate, in soppressione del grasso, diviene iperintenso dopo somministrazione di mezzo di contrasto paramagnetico. È pertanto consigliabile, a conclusione di un esame RM per lo studio delle articolazioni sacro-iliache, completare con un pacchetto di scansioni assiali in T1 *fat-sat*, con spessore di 7-10 mm, sino a comprendere l'intero bacino, allo scopo di evidenziare l'eventuale presenza di una sinfisite pubica e/o di alterazioni entesitiche delle creste iliache e delle branche ischiopubiche.

A livello del rachide la dimostrazione RM dell'edema osseo rappresenta un segno precoce anche se non costante di osteite focale e può essere evidenziato a livello dei corpi vertebrali, in particolare in corrispondenza degli spigoli somatici nella sede di inserzione dell'anulus fibroso (Fig. 7.2).

Si può anche osservare un interessamento delle articolazioni interapofisarie, costo-vertebrali e dei legamenti, con diffuso edema nelle sequenze T2 pesate con soppressione del grasso o con un'aspecifica impregnazione nelle sequenze T1 pesate dopo mdc con soppressione del grasso (Fig. 7.3).

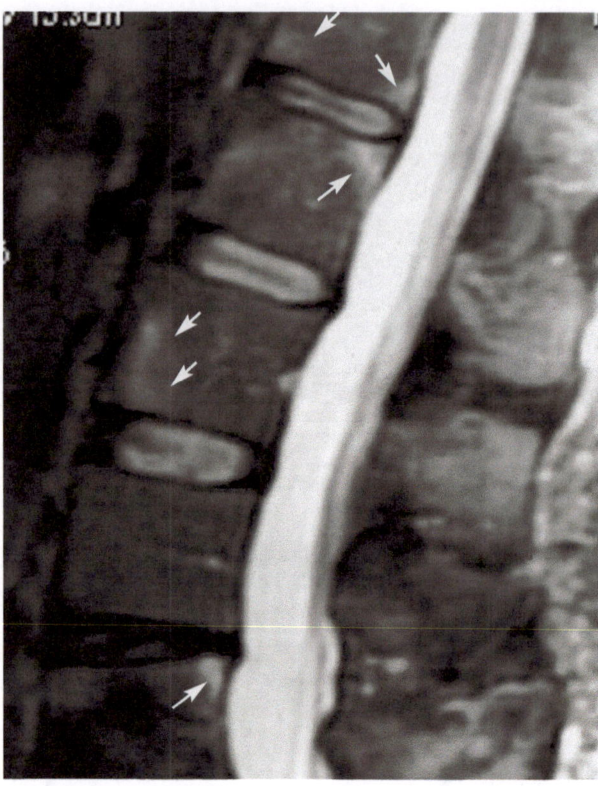

Fig. 7.2 Early stage di spondilite anchilosante in paziente con *back pain* e indagine radiografica convenzionale negativa. L'esame RM sagittale in SE T2 con soppressione del grasso documenta la presenza di osteite focale, testimoniata da circoscritta area di ipersegnale (*frecce*), in corrispondenza dello spigolo somatico di numerosi corpi vertebrali. L'alterazione prelude la formazione dei sindesmofiti nelle sedi coinvolte

FASE RADIOLOGICA Il coinvolgimento sacroileitico in questa fase comincia ad essere evidente anche con la radiografia convenzionale (RC) con proiezione antero-posteriore e fascio incidente inclinato di 20°-30° in senso cranio-caudale. La semeiotica di tali alterazioni è rappresentata da un'osteoporosi iuxta-articolare e pseudoampliamento della rima articolare, successivamente si evidenziano le alterazioni erosive talvolta offuscate dall'intensa osteosclerosi subcondrale, prevalenti sul versante iliaco.

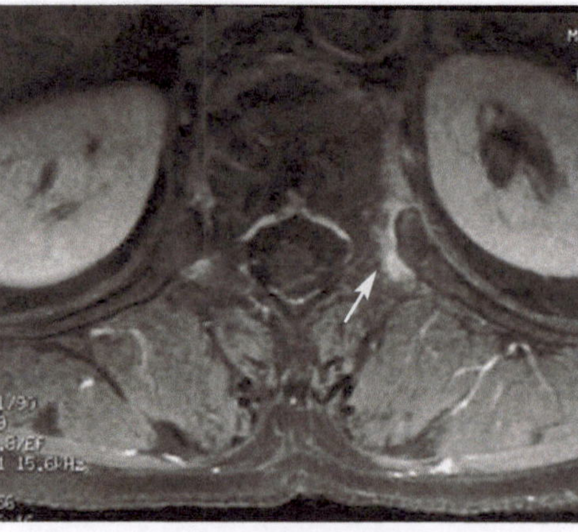

Fig. 7.3 L'esame RM, particolarmente nelle sequenze in soppressione del grasso e T2 ponderate, costituisce la metodica diagnostica strumentale di elezione nel riscontro di un'artrite costo-trasversaria in fase iniziale (*freccia*), che certamente sfuggirebbe al riconoscimento per mezzo della radiologia convenzionale e della TC

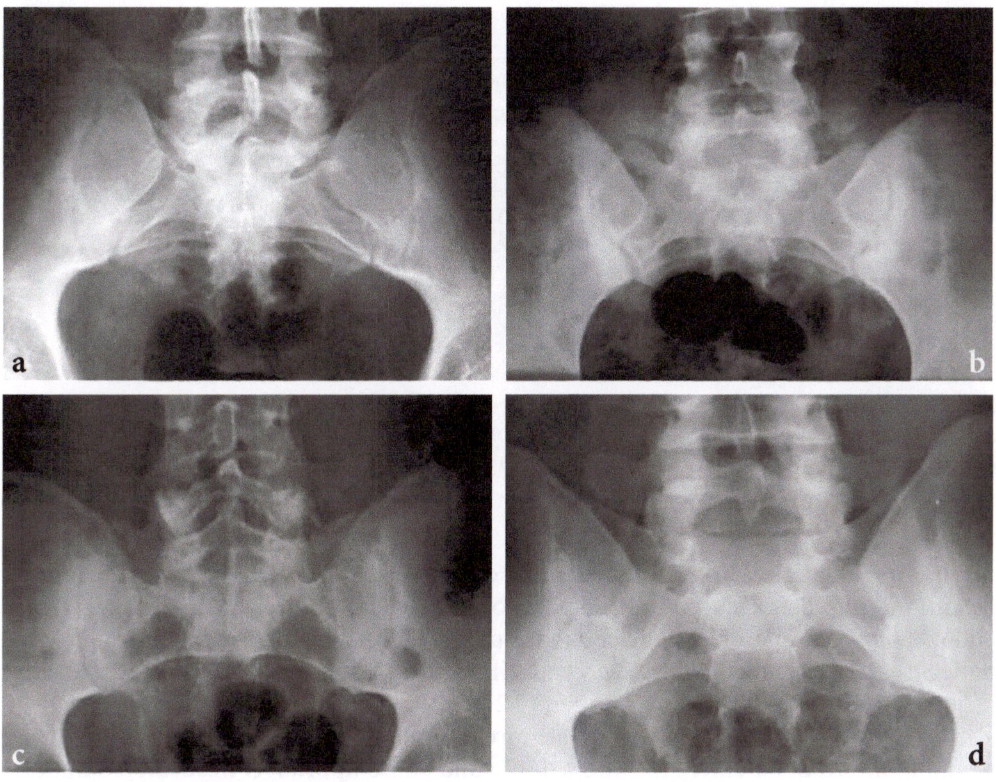

Fig. 7.4a-d Classificazione radiologica in 4 stadi della sacroileite

Ciò è conseguenza dell'usura del rivestimento cartilagineo con comparsa di alterazioni erosive e di progressivo addensamento della tela spongiosa subcondrale per reazione osteoproduttiva (Fig. 7.4).

La RC presenta tuttavia grossi limiti per la complessità anatomica di tali articolazioni e genera dubbi interpretativi in particolare nei pazienti in età evolutiva rendendo necessario il ricorso ad altre metodiche di imaging.

La TC in tale fase manifesta una netta superiorità rispetto alla RC nell'evidenziare le fini erosioni non confluenti o l'iniziale osteoporosi iuxta-articolare, reperto spesso sfumato alla RC. Nella fase più avanzata, invece, ha una sensibilità pari alla RC. Pertanto nelle sacroileiti di I-II grado la TC è di supporto fondamentale nella stadiazione della malattia. L'esame TC va eseguito con scansioni a strato sottile di 2-5 mm di spessore lungo l'asse longitudinale del sacro, inclinando quindi il *gantry* sulla guida dello *scout-view* (di circa 20°-25° in cranio-caudale). Con gli apparecchi *multislice* da 16 a 64 banchi, qualora non si usi la tecnica incrementale, si possono acquisire immagini assiali con una collimazione bassa (0,5-0,6 mm) per avere un voxel isotropico e ottenere ottimali ricostruzioni multiplanari (Fig. 7.5).

In RM potranno essere dimostrate le erosioni, la sclerosi subcondrale con l'accumulo di tessuto adiposo nella spongiosa, e, nelle fasi di riaccensione di malattia, la presenza dell'edema con impregnazione post-contrasto dell'osso subcondrale.

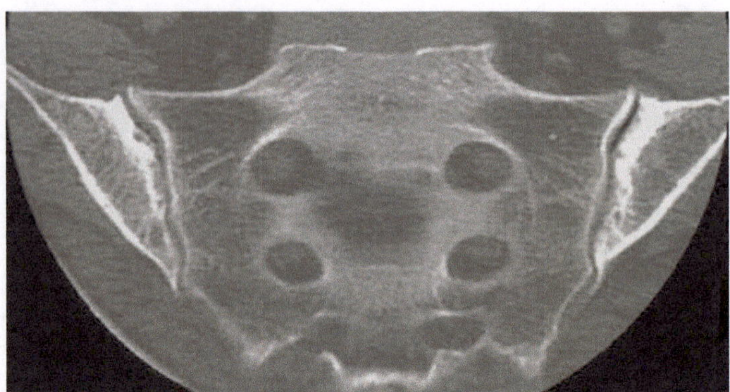

Fig. 7.5 L'esame TC del bacino mostra la presenza di sacroileite bilaterale di 3° grado, documentata dalla coesistenza di multiple lesioni erosive corticali subcondrali e dalla circostante spongiosclerosi; le lesioni interessano pressoché esclusivamente il versante iliaco delle articolazioni

Infatti, un vantaggio importante della RM consiste nella possibilità di distinguere le lesioni inattive, con accumulo intraspongioso di tessuto adiposo, dalle lesioni attive, con edema infiammatorio; nelle sequenze pesate in T1 il primo apparirà iperintenso nelle SE e ipointenso nelle *fat-suppression*, il secondo invece apparirà ipointenso nelle sequenze SE T1 ed iperintenso in quelle T2 pesate o T1 *fat-sat* dopo gadolinio.

Il **coinvolgimento vertebrale** può seguire o anticipare la comparsa della sacroileite, ma molto frequentemente le alterazioni sono contemporanee. L'esordio anatomo-patologico è rappresentato dall'osteite delle giunzioni disco-vertebrali, che la radiologia convenzionale evidenzia come erosione focale degli spigoli somatici interessati (segno di Romanus) a cui fa rapidamente seguito un alone di osteosclerosi reattiva (angoli luminescenti) che in parte maschera l'alterazione erosiva determinando lo "squadramento" dei corpi vertebrali (vertebra quadra o *squaring*). L'osteite determina una spinta osteoproliferativa con successiva formazione del sindesmofita (Fig. 7.6).

In RM è possibile visualizzare in corrispondenza degli spigoli somatici un'area di basso segnale nelle immagini SE T1 che apparirà iperintensa nelle sequenze T2 pesate e nelle sequenze T1 dopo MdC; questi segni a volte sono rilevabili anche in uno stadio *early*. Successivamente in tali aree si osserverà la degenerazione adiposa che apparirà iperintensa in T1 e ipointensa nelle sequenze con soppressione del grasso, tale fase coincide con l'iniziale comparsa dei sindesmofiti alla RC.

L'interessamento della colonna vertebrale può coinvolgere sia le articolazioni disco-somatiche che quelle sinoviali (atlo-odontoidea, interapofisarie, costo-vertebrali). La sinovite atlo-odontoidea è meno frequente rispetto a quanto si riscontra nell'artrite reumatoide; le erosioni sfuggono di solito alla RC e sono evidenti alla TC e/o all'RM, quest'ultima metodica può anche evidenziare l'edema infiammatorio osseo e delle strutture legamentose circostanti. In questo stadio evolutivo, la sinovite interapofisaria, che può interessare qualsiasi livello del rachide, e la sinovite delle articolazioni costo-vertebrali, possono manifestarsi alla TC con erosioni ed osteoporosi iuxtaarticolare; la RM consente di visualizzare anche l'edema capsulo-sinoviale.

L'impegno dell'articolazione sterno-claveare è simile a quello dell'AR con tenden-

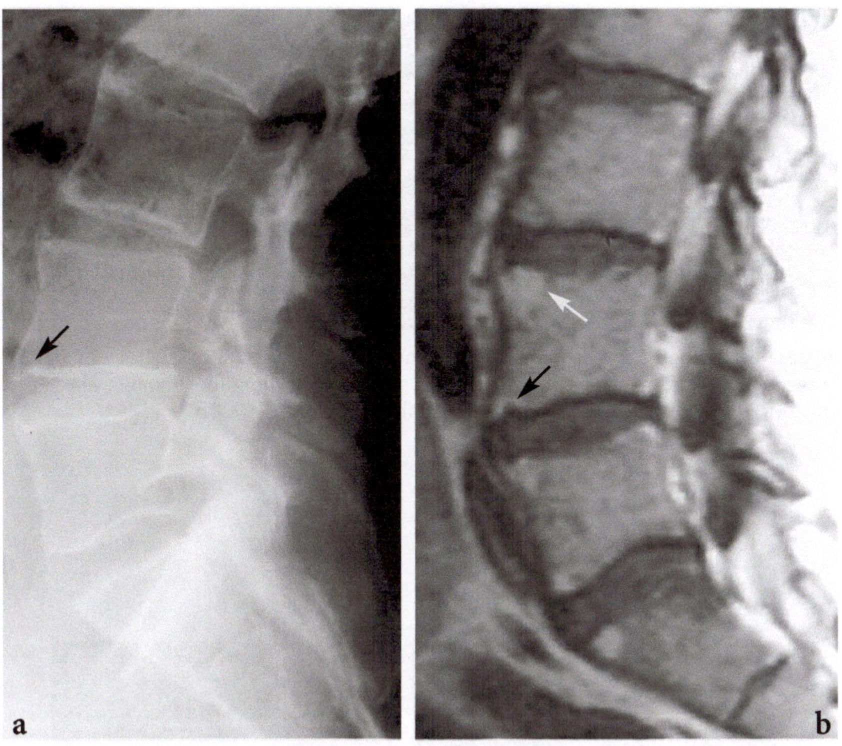

Fig. 7.6a,b Spondilite anchilosante. L'esame radiografico convenzionale in proiezione laterale (a) documenta la presenza di iniziale sindesmofitosi (*freccia nera*) che interessa gli spigoli somatici dei metameri lombari (grado 3 BASRI-s). Il controllo RM SE T1 (b) nello stesso paziente oltre a evidenziare l'incipiente sindesmofitosi (*freccia nera*) mostra la focale iperintensità di segnale (*freccia bianca*) a localizzazione sottoinserzionale nelle sedi coinvolte, riferibile a degenerazione adiposa

za all'anchilosi. Le articolazioni temporo-mandibolari sono coinvolte con una frequenza variabile nelle diverse casistiche dal 5% al 50%, solitamente in modo bilaterale e simmetrico. Le lesioni, la cui migliore rappresentazione con RC si avvale della tecnica stratigrafica, sono rappresentate dal restringimento della rima articolare e dalle erosioni bordate da sclerosi ossea. La TC ha dimostrato una maggiore sensibilità nel visualizzare tali alterazioni. La RM consente di visualizzare l'eventuale dislocazione del menisco fibro-cartilagineo, l'edema osseo e il coinvolgimento infiammatorio articolare, è inoltre utile in fase dinamica per valutare l'eventuale ricattura del menisco sublussato, che può ancora giovarsi di terapia.

FASE TARDIVA O CONCLAMATA Nella fase tardiva il coinvolgimento delle articolazioni sacro-iliache alla RC apparirà come anchilosi ossea evidenziata dalla continuità strutturale della tela spongiosa tra i due versanti articolari; le vestigia della rima articolare sono talvolta evidenti con una sottile stria sclerotica sull'esame radiologico e iperdensa alla TC (Fig. 7.7). Ponti ossei calcifici sono evidenti in corrispondenza della parte superiore dell'articolazione. La fase anchilotica generalmente coincide con l'attenuazione della sintomatologia clinica.

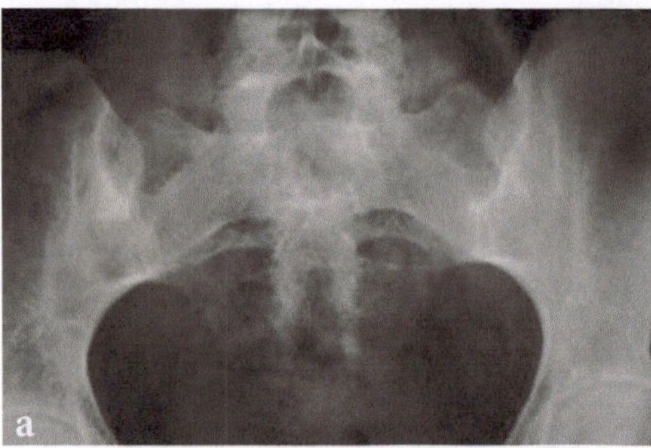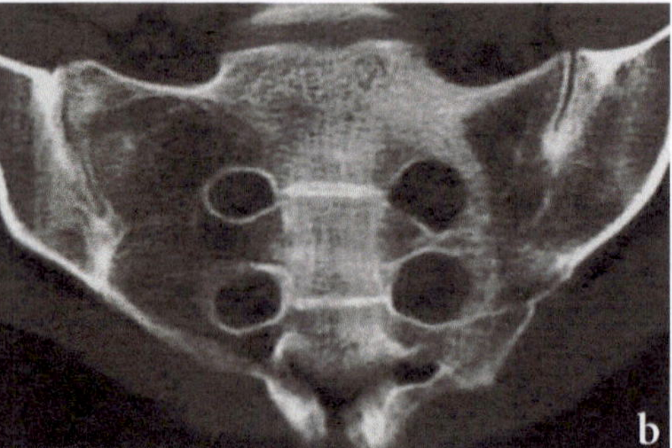

Fig. 7.7a,b L'esame radiografico convenzionale (**a**) mostra la presenza di sacroileite bilaterale in fase anchilotica (grado 4, secondo i criteri di New York) in paziente con spondilite anchilosante; è presente la fusione sinostotica delle articolazioni, meglio apprezzabile con l'esame TC (**b**)

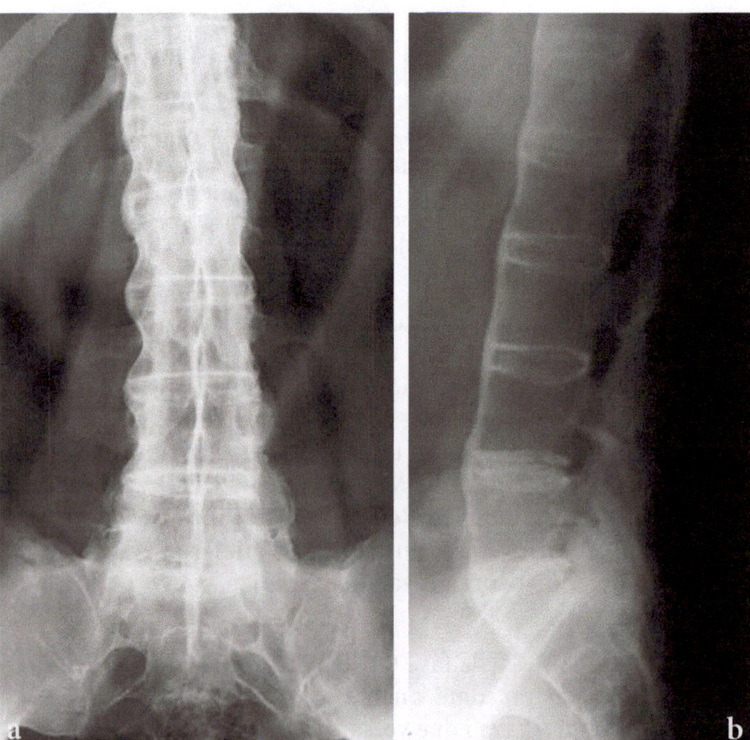

Fig. 7.8a,b Spondilite anchilosante conclamata. L'estesa sindesmofitosi del legamento longitudinale anteriore, responsabile del caratteristico aspetto a "canna di bambù" sul radiogramma frontale del rachide lombare (**a**), è riconoscibile sul radiogramma laterale (**b**) come sottile e regolare stria radiopaca che profila il versante vertebrale anteriore e congiunge a ponte i corpi vertebrali

L'esteso coinvolgimento vertebrale mostrerà la diffusa sindesmofitosi vertebrale con il caratteristico aspetto a "canna di bambù" (Fig. 7.8). Altra caratteristica tipica della SA è l'ossicalcificazione dei legamenti paravertebrali (longitudinale anteriore, longitudinale posteriore, gialli, interspinosi e sopraspinosi) che evolve verso l'interessamento di più livelli vertebrali con il caratteristico aspetto "a lama di coltello" per i legamenti interspinosi e sopraspinosi, dell' "immagine a binario" per i legamenti gialli.

Nel tempo si rileva una progressiva osteoporosi vertebrale. Il coinvolgimento erosivo disco-vertebrale, denominato "lesione di Andersson", non è particolarmente frequente e può manifestare differenti livelli di gravità fino al quadro destruente. Di questa lesione, inizialmente interpretata come segno di discite, ma che in seguito la maggioranza degli autori è stata concorde nel ritenerla un esito di frattura discosomatica in un rachide irrigidito dalla malattia, si distinguono tre modelli in base alla sede ed alla estensione: centrale, periferica e diffusa. La dimostrazione della lesione può sfuggire alla RC e può richiedere il ricorso alla TC o alla RM. In particolare quest'ultima, oltre a valutare l'entità delle erosioni e farne un bilancio di estensione, può valutare lo stato di compromissione dei legamenti e delle strutture adiacenti. A questo fine è necessario eseguire sequenze T1 e T2 *fat sat* sagittali, sequenze GRE T2 assiali e sequenze T1 fat sat dopo MdC secondo un piano di sezione sagittale ed assiale. La semeiotica RM è simile a quella descritta per la sacroileite in fase conclamata.

L'artrite interapofisaria in fase anchilotica è caratterizzata in radiologia convenzionale dalla scomparsa della rima articolare e dalla costituzione di un unico pilastro osseo, meglio evidente con la TC *multislice* (Fig. 7.9). La fase anchilotica della artrite costo-vertebrale rende conto della ridotta espansibilità toracica, con quadro clinico più o meno marcato di pneumopatia restrittiva.

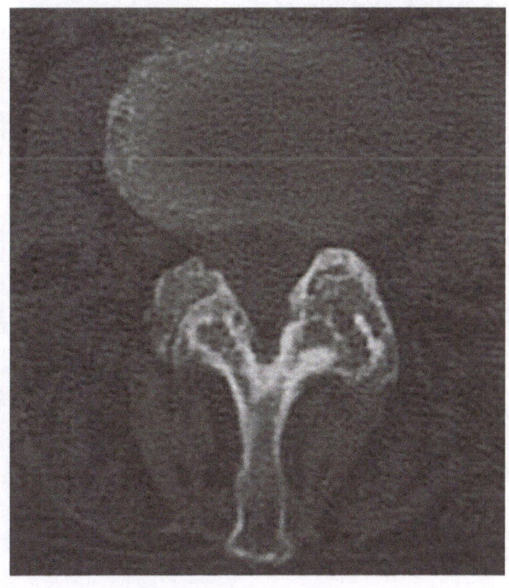

Fig. 7.9 Artrite interapofisaria evoluta in paziente con spondilite anchilosante. L'esame TC dimostra, a destra, il marcato restringimento della rima articolare con corrispondente entesofitosi capsulare inguainante. A sinistra è presente anchilosi ossea con obliterazione dello spazio articolare

ARTICOLAZIONI PERIFERICHE

FASE PRERADIOLOGICA Nella fase precoce o di esordio è raro un interessamento periferico, che di solito segue quello dello scheletro assile; esso è più frequente, insieme all'entesite, nelle forme ad esordio giovanile, ed è di solito bilaterale.

FASE RADIOLOGICA In circa un terzo dei pazienti si ha un interessamento delle articolazioni rizomeliche, anca e spalla (Fig. 7.10). Il coinvolgimento delle articolazioni sinoviali più periferiche è raro e quasi mai iniziale.

La localizzazione all'anca è la più frequente, soprattutto nelle forme da esordio giovanile. È generalmente bilaterale e simmetrica.

Alla RC è presente un restringimento concentrico della rima, rara osteoporosi iuxta-articolare con erosioni di modesta entità e tardive.

All'RM, talvolta in fase precoce è evidente edema osseo dei capi articolari (specie acromion-claveari) distensione della capsula articolare e modesta impregnazione dopo MdC. Tali segni sono tuttavia aspecifici e non correlabili con una fase iniziale di malattia.

FASE TARDIVA O CONCLAMATA Il coinvolgimento dell'articolazione coxo-femorale in fase tardiva si esprime con rari geodi, una osteofitosi avvolgente il collo del femore e con la migrazione assiale della testa verso il fondo acatabolare (protrusio acetabuli) (Fig. 7.11). L'anchilosi a volte si realizza senza erosioni con entesofitosi adiacente e osteoporosi diffusa dei capi articolari.

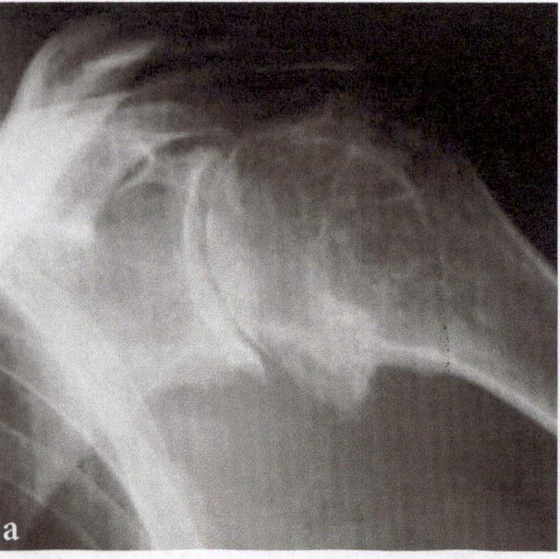
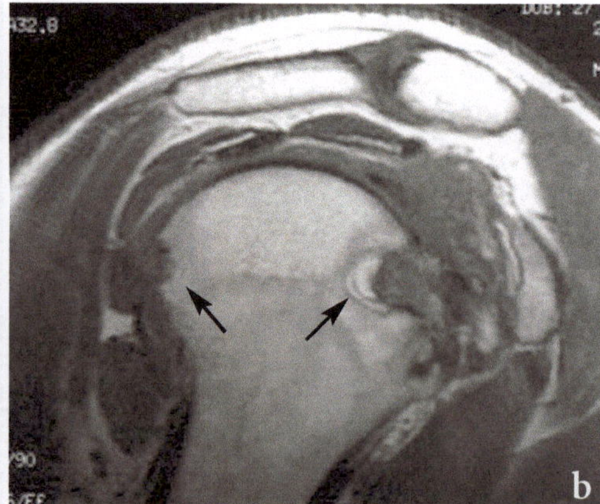

Fig. 7.10a,b Paziente affetto da spondilite anchilosante, con artrite di spalla in fase radiologica (**a**); l'immagine RM parasagittale T1 ponderata (**b**) evidenzia le erosioni del profilo corticale anteriore e posteriore (*frecce*), con discreta quota di tessuto reattivo-infiammatorio. La RM permette una migliore valutazione delle lesioni infiammatorie

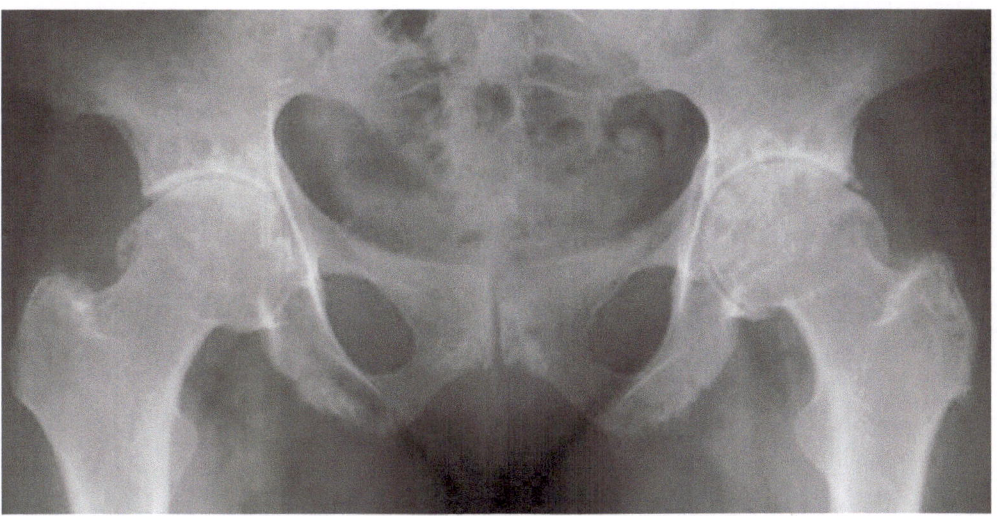

Fig. 7.11 Spondilite anchilosante conclamata. L'esame radiografico del bacino mostra la presenza bilaterale e simmetrica di una coxite erosiva, caratterizzata dall'uniforme restringimento concentrico della rima articolare, dalle multiple erosioni subcondrali che assumono aspetto geodico sul versante acetabolare, e dalla esuberante osteofitosi a collare che inguaina le teste femorali. È inoltre evidente la presenza di protrusione acetabolare e di entesofitosi ischiatica e trocanterica bilateralmente

ENTESI

FASE PRERADIOLOGICA L'inserzione tendinea più frequentemente coinvolta in fase precoce è quella del tendine d'Achille o della fascia plantare sul calcagno.

L'ecografia combinata con il power Doppler e la risonanza magnetica sono le metodiche a più elevata sensibilità in tale fase precocissima, per la semeiotica valgono le considerazioni fatte sopra.

FASE RADIOLOGICA Il quadro radiologico convenzionale è quello caratteristico dell'entesopatia infiammatoria. È utile in RC avvalersi di tecniche a basso voltaggio per valutare la tumefazione delle entesi, ma soprattutto la sua calcificazione.

L'impegno calcaneare apparirà come osteoproduzione entesofitica di aspetto cotonoso, erosioni corticali della tuberosità calcaneare in adiacenza delle sedi di inserzione e sfumata osteoporosi calcaneare. Entesofitosi è frequente anche a livello dell'inserzione sul bacino di tendini e/o legamenti: ciglio acetabolare, grande e piccolo trocantere e branca ischiatica dove assume il tipico aspetto " a barba" (Fig. 7.12).

FASE TARDIVA O CONCLAMATA Nella fase conclamata si accentuano i segni visti nella fase radiologica con entesofiti calcifici grossolani, sclerosi ossea e deformità nelle sedi inserzionali.

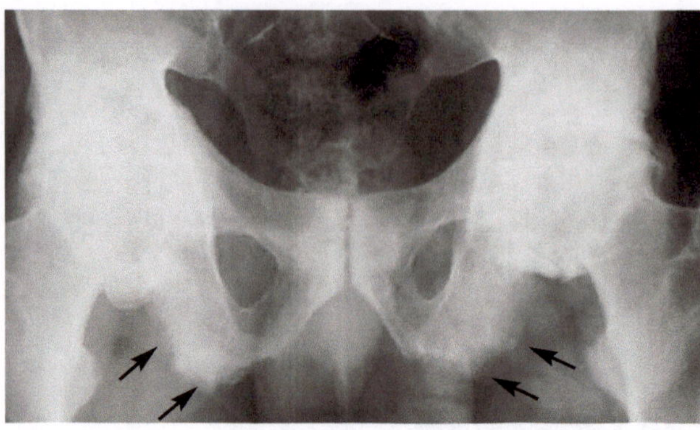

Fig. 7.12 Spondilite anchilosante conclamata con esuberante ed irregolare entesofitosi in corrispondenza delle branche ischiatiche (*frecce*)

8 SPONDILOENTESOARTRITI SIERONEGATIVE

ARTRITE PSORIASICA

8.1 SINOSSI CLINICA

Salvatore D'Angelo, Ignazio Olivieri

DEFINIZIONE

L'artrite psoriasica (AP) è un'artropatia infiammatoria cronica associata alla psoriasi, che può interessare le entesi e le articolazioni sia periferiche che assiali.

EPIDEMIOLOGIA

La psoriasi colpisce circa il 2% dei Caucasici. Dal 7% al 42% dei pazienti con psoriasi presenta un'AP. La psoriasi compare tra la seconda e la terza decade, mentre l'AP la segue di 2 decadi. Il rapporto F/M è variabile ma intorno a 1/1.

EZIOPATOGENESI

L'eziologia della psoriasi e dell'AP è ignota, mentre la patogenesi è multifattoriale coinvolgendo fattori genetici, immunologici ed ambientali.

Fattori genetici. È stata registrata una concordanza del 70% in gemelli monozigoti con psoriasi. Il rischio di sviluppare AP è 50 volte superiore tra i parenti di primo grado di pazienti con psoriasi rispetto alla popolazione generale. Non vi è una stretta associazione con particolari antigeni HLA, anche se i pazienti con AP presentano un'aumentata frequenza di HLA B13, B17, B39 e Cw6.

Fattori ambientali. Infezioni streptococciche delle prime vie aeree sono considerate un fattore precipitante l'insorgenza delle manifestazioni cutanee probabilmente causata da cross-reattività tra antigeni streptococcici e componenti dei chearatinociti. Analogamente, si suppone che l'intrappolamento di batteri nei macrofagi a livello del tratto gastrointestinale, possa rappresentare una stimolazione antigenica persistente che può innescare il processo infiammatorio articolare che è alla base dell'AP.

Una serie d'insulti locali può essere responsabile dell'insorgenza, nella sede del trauma, di tipiche lesioni psoriasiche (reazione di Koebner). Fattori traumatici potrebbero avere un ruolo anche nello sviluppo dell'artrite. Infatti, è stata descritta l'associazione tra un trauma di un'articolazione e la riaccensione dell'AP nella stessa sede. È stato ipotizzato che ciò possa rappresentare un fenomeno di Koebner profondo.

Fattori immunologici. È stato proposto che i cheratinociti processino antigeni esogeni (batteri, virus, ecc) o endogeni ed attivino direttamente i linfociti T. L'AP potrebbe essere considerata una ARe alla flora intestinale o della placca psoriasica.

ANATOMIA PATOLOGICA

A livello *cutaneo* si evidenziano un infiltrato infiammatorio e proliferazione dei cheratinociti (formazione di squame).

A livello *articolare* coesistono sinovite ed entesite (è stato proposto che l'entesite sia il processo primario dell'AP). Non sono evidenti significative differenze tra AP ed artrite reumatoide per quanto riguarda il grado di proliferazione sinoviale, il tipo di infiltrato e l'entità dell'angiogenesi. Secondo qualche autore, tuttavia, l'AP si distinguerebbe per una minore esuberanza del panno sinoviale e per una maggiore tendenza alla fibrosi. Negli stadi avanzati si manifestano lesioni ossee erosive accompagnate da intensa reazione riparativa (con neoformazione ossea), specie dell'inserzione capsulare (entesi), ma anche del periostio.

MANIFESTAZIONI ARTICOLARI

Nella maggioranza dei pazienti vi è un intervallo di circa due decadi tra l'esordio delle manifestazioni cutanee e lo sviluppo di AP.

Le manifestazioni cutanee precedono l'artrite in circa il 60% dei casi, seguono queste nel 25%, mentre sono concomitanti nel 15%.

Sono noti 5 diversi subsets clinici dell'AP:
- **Artrite prevalente delle interfalangee distali** (IFD): come reperto isolato, cioè non associata ad altre localizzazioni articolari, è presente nel 8%-16% dei pazienti.
- **Artrite mutilante:** dovuta all'osteolisi delle falangi e dei metacarpi, solitamente a carico delle mani. La sede più tipica è la falange distale dove determina l'aspetto delle "dita a cannocchiale". Colpisce circa il 5% dei pazienti.
- **Poliartrite simmetrica:** simile all'artrite reumatoide se ne differenzia per il minor numero di articolazioni colpite, il raro reperto di positività del fattore reumatoide, la maggiore frequenza dell'interessamento delle IFD, la maggiore tendenza all'anchilosi ossea con "deformità ad artiglio". Rappresenta il subset più frequente (40%-60%).
- **Oligoartrite:** la presenza di un'oligoartrite con impegno prevalente delle IFD ed una tenosinovite dei flessori (dita a salsicciotto) rappresenta il pattern più tipico ma non più frequente della AP (15%-40%). La dattilite (presente in circa il 30% dei pazienti) è caratterizzata da tumefazione diffusa dell'intero dito con interessamento delle IFD, IFP e MCF (o MTF). Non è chiaro se la dattilite rifletta un'artrite delle suddette articolazioni o, più probabilmente, un'estesa tenosinovite con successivo interessamento articolare. Studi ecografici e di RM hanno mostrato versamento sia nel cavo articolare che nella guaina tendinea. Una frequente e disabilitante manifestazione entesitica è rappresentata dalla tendinite achillea.
- **Impegno assile:** evidente sia come spondilite sia come sacroileite. Un impegno, seppur minimo, delle sacroiliache e della colonna può trovarsi in qualsiasi varian-

te dell'AP. Raramente è evidente come quadro di presentazione, più spesso si sviluppa dopo anni dall'impegno periferico. A differenza della SA, è meno sintomatica, la sacroileite tende ad essere asimmetrica, sono presenti sindesmofiti grossolani ed atipici distribuiti casualmente lungo la colonna. Si riscontra nel 20%-40% dei pazienti.

Va segnalato che la differente definizione di oligoartrite simmetrica, impegno assile e periferico, ha comportato il riscontro di differenti frequenze dei singoli subsets nei diversi studi.

L'AP ha un decorso molto variabile e la distinzione tra questi sottotipi diventa meno evidente nel tempo. L'esatta prevalenza di ciascuna di queste forme è difficile da stabilirsi, perché il quadro clinico può variare nel tempo: in più del 60% dei pazienti cambia il pattern di presentazione (es. oligoarticolare che evolve in poliarticolare).

MANIFESTAZIONI CUTANEE Le manifestazioni cutanee di solito precedono da 1 a 2 decadi l'esordio dell'AP. I seguenti patterns di psoriasi sono associati con l'AP: volgare (85%), eruttiva (11%), eritrodermica (2,5%), pustolare (1,2%). Non vi è relazione tra severità e tipo dell'impegno cutaneo ed artrite.

Nella minoranza dei pazienti in cui l'AP precede le lesioni cutanee è difficile porre una diagnosi definitiva (*AP sine psoriasi*). In tali casi bisogna ricercare con cura lesioni in aree nascoste come il cuoio capelluto, la regione retroauricolare, il perineo, il solco anale, l'ombelico.

La presenza di onicopatia è un importante indizio per la diagnosi di AP. Alterazioni ungueali sono presenti nel 63% dei pazienti con AP rispetto al 37% dei pazienti solo con psoriasi. Le alterazioni più tipiche sono rappresentate dal *pitting* (multiple foveole puntiformi, simili alle depressioni osservabili sui ditali delle sarte) delle unghie delle dita delle mani e dall'ipercheratosi subungueale di quelle dei piedi. Altre lesioni sono l'onicolisi, le strie traverse, la leuconichia e lo sfaldamento.

LABORATORIO

La VES è elevata nel 40%-60% dei casi, soprattutto in quelli con pattern poliarticolare.

La negatività del fattore reumatoide aiuta nella diagnosi di AP. Comunque, una positività a basso titolo è presente nel 5%-16% dei pazienti.

L'iperuricemia, presente nel 10%-20% dei pazienti, correla con la severità dell'impegno cutaneo e sembra riflettere il rapido turn-over cellulare. Quindi, elevati livelli di acido urico e presenza di monoartrite possono portare ad un'errata diagnosi di gotta (dirimente in questi casi la presenza o meno di cristalli nel liquido sinoviale).

SINDROMI ASSOCIATE CON LA AP: SINDROME SAPHO

Da un punto di vista nosografico, la sindrome SAPHO (sinovite, acne, pustolosi, iperostosi ed osteite) è considerata da molti una condizione appartenente alle SpA per l'associazione con psoriasi, sacroileite, entesite, malattie infiammatorie intestinali e la presenza di HLA B27 (fino al 30% dei casi). Alcuni autori l'hanno considerata come una variante dell'AP, ma ciò escluderebbe quei casi associati con acne o senza manifestazioni cutanee. Inoltre, vi sono perplessità nell'assimilare la pustolosi palmo-plantare (manifestazione cutanea caratterizzante la sindrome) ad una variante della psoriasi pustolosa.

Un'osteite infiammatoria, pseudoinfettiva, sterile rappresenta l'aspetto caratteristico della sindrome SAPHO. La sede più frequentemente interessata è la parte alta della parete toracica anteriore con possibile interessamento delle articolazioni sterno-clavicolari, costo-condrali, manubrio-sternale e manubrio-costali. Clinicamente, nelle sedi interessate è presente dolore spontaneo ad insorgenza graduale che spesso si associa a tumefazione.

8.2 QUADRO IMAGING

Enrico Scarano, Mariantonietta Indolfi

SCHELETRO ASSILE

FASE PRERADIOLOGICA La RM è molto sensibile nella fase precoce di sacroileite. I segni RM rilevati sono simili a quelli trovati nella SA primaria e includono l'edema osseo, le erosioni, l'accumulo di grasso periarticolare e la sclerosi.

Fondamentali sono le sequenze STIR T2 pesate per valutare l'edema osseo, ma anche le sequenze morfologiche T1 sempre lungo l'asse longitudinale del sacro per valutare le fini erosioni e l'accumulo di grasso periarticolare, utili anche le sequenze GRE T2 per valutare le erosioni e la sclerosi (Fig. 8.1).

L'esame va completato con sequenze dinamiche GRE T1 pesate con o senza soppressione del grasso, della durata di 1 minuto, in condizioni di base ed almeno 4 volte dopo MdC.

Con apparecchiature che non sono in grado di eseguire sequenze con una risoluzione temporale di un minuto e di coprire tutta l'articolazione sacro-iliaca si può ricorrere ad una sequenza T1 pesata FSE o GRE sempre con soppressione del grasso dopo infusione di MdC (ad almeno 2 minuti dalla somministrazione). Si potrà valutare così il grado di impregnazione infiammatoria dell'osso subcondrale che potrebbe anche non coincidere con le aree di edema osseo visualizzate nelle sequenze STIR T2 (Fig. 8.2) e monitorarne così l'evoluzione dopo terapia.

L'interessamento spondilitico corrisponde all'edema osseo dei corpi vertebrali, alla distensione infiammatoria delle capsule articolari costo-vertebrali, delle articolazioni interapofisarie, dell'inserzione dei legamenti spinosi (Fig. 8.3). Anche in questo caso è fondamentale eseguire l'esame con sequenze sagittali T1 e T2 pesate, queste ultime con soppressione del grasso selettiva o con tecnica STIR; l'esame viene

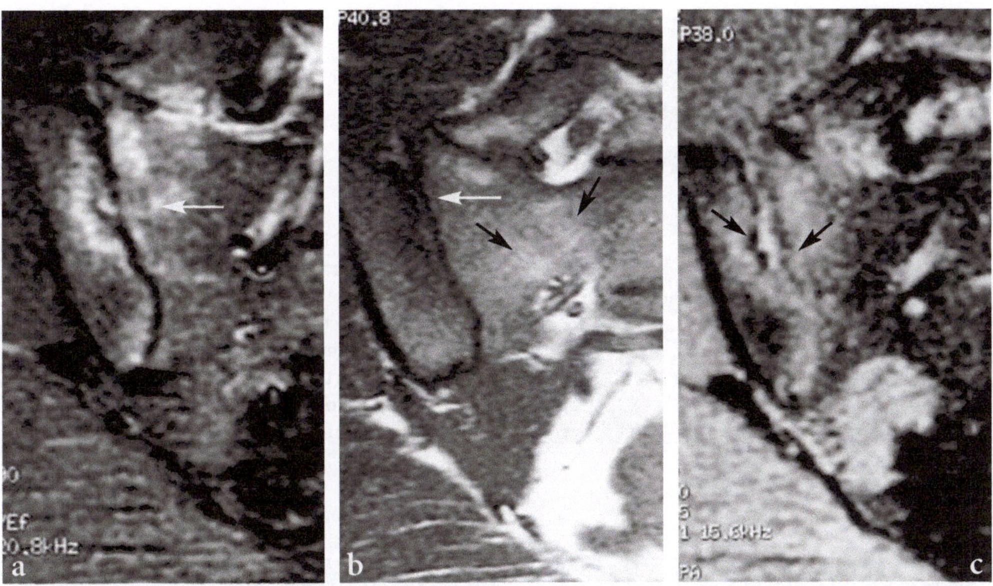

Fig. 8.1a-c a L'immagine RM T2 STIR, secondo un piano di sezione paracoronale, evidenzia l'edema osseo subcondrale a destra (*freccia bianca*). b L'esame RM nella sequenza T1 pesata mostra accumulo di grasso nella spongiosa sacrale (*frecce nere*) e blurring periarticolare (*freccia bianca*). c La sequenza T2 GRE evidenzia le erosioni (*frecce nere*)

completato con una sequenza sagittale T1 FSE con soppressione del grasso in condizioni di base e dopo MdC endovena a distanza di circa 1 minuto dall'infusione. Tali sequenze devono coprire lateralmente fino al margine più esterno del soma vertebrale e fino alle articolazioni costo-vertebrali a livello del rachide dorsale. Eventuali sequenze assiali T1 FSE con soppressione del grasso dopo MdC sono un utile completamento in caso di visualizzazione di aree di impregnazione delle articolazioni interapofisarie e costo-vertebrali nella sequenza sagittale (Fig. 8.4).

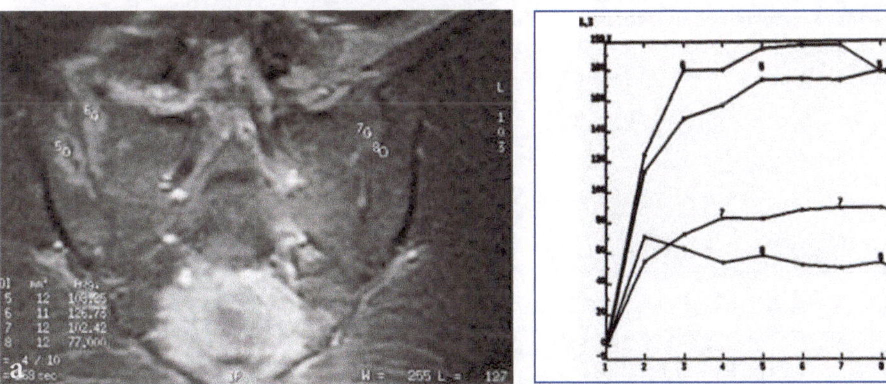

Fig. 8.2a,b a Immagine RM in sezione paracoronale T1 GRE con soppressione del grasso, in fase dinamica dopo somministrazione di MdC: a destra è presente una discreta impregnazione sia dello spazio articolare sia della spongiosa subcondrale, espressione di sacroileite in fase attiva. b Le curve di impregnazione mostrano l'asimmetrico grado di impregnazione rispetto al controlato

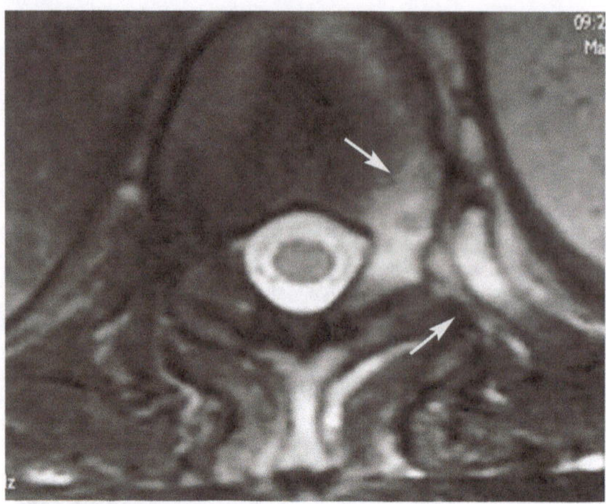

Fig. 8.3 RM immagine T2 pesata con soppressione del grasso del rachide dorsale lungo il piano assiale di paziente con artrite psoriasica: è evidente l'edema osseo del lato sinistro del soma vertebrale, dei capi ossei dell'articolazione costo-vertebrale corrispondente e dei tessuti molli circostanti (*frecce bianche*), espressione di infiammazione

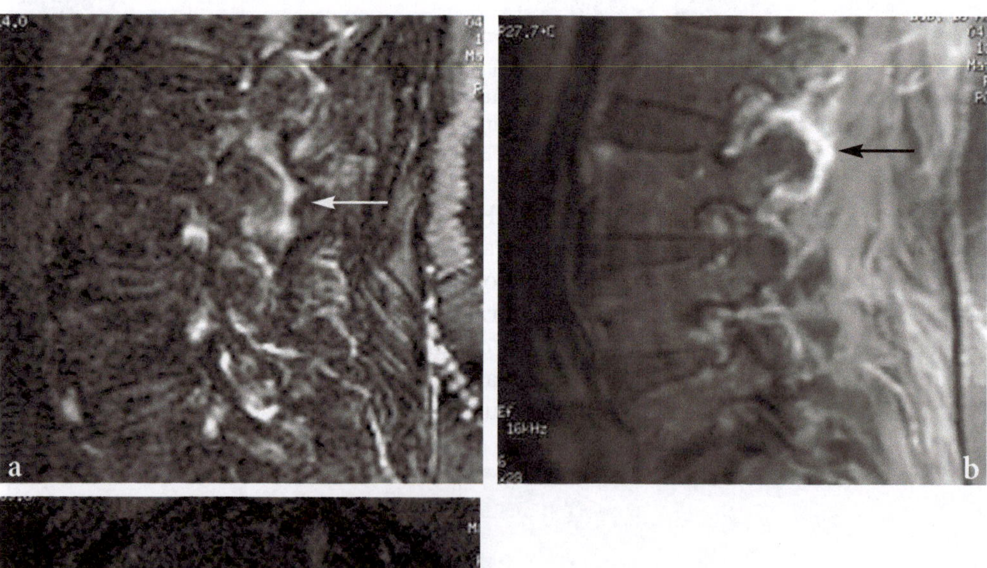

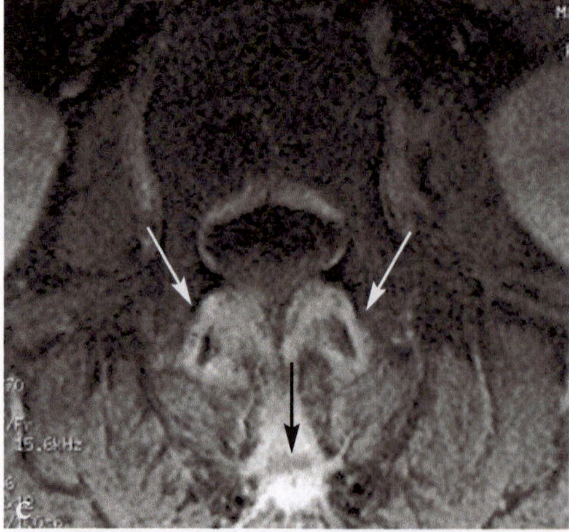

Fig. 8.4 a L'immagine RM T2 pesata con soppressione del grasso del rachide lombare lungo il piano di sezione sagittale mostra la sinovite articolare interapofisaria (*freccia bianca*); **b** l'immagine T1 pesata con soppressione del grasso dopo MdC secondo lo stesso piano di sezione mostra l'impregnazione della capsula articolare (*freccia nera*); **c** sequenza T1 pesata in sezione assiale con soppressione del grasso dopo MdC, che evidenzia l'impregnazione sinoviale di entrambe le articolazioni interapofisarie (*frecce bianche*) ed anche del legamento interspinoso (*freccia nera*)

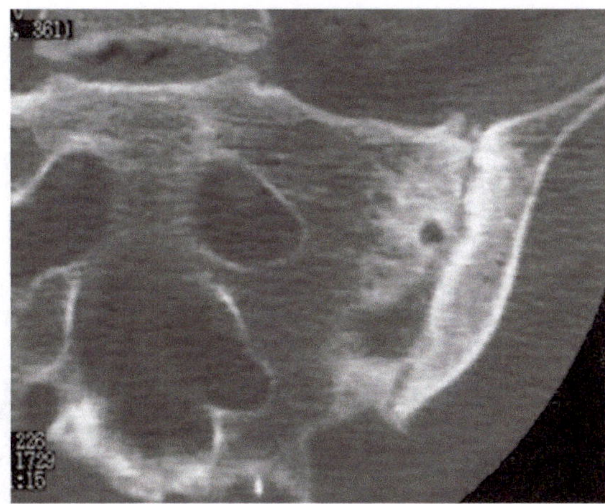

Fig. 8.5 Scansione TC lungo il piano paracoronale del sacro a 2 mm di spessore, sono evidenti le erosioni e la sclerosi dell'osso subcondrale, in paziente affetto da artrite psoriasica, con sacroileite monolaterale

La TC può essere utile in fase precoce per valutare le fini erosioni di una sacroileite, ma se il sospetto clinico è fondato conviene eseguire una RM in fase attiva e precoce di malattia e solo se positiva si esegue la TC, per una più corretta stadiazione delle erosioni e della sclerosi ossea. La TC è cieca all'edema osseo se non con un aspetto di rarefazione ossea nei quadri molto avanzati di malattia.

Non è pertanto l'esame di prima scelta per la stadiazione e il follow-up. L'esame nel caso di sacroileite va eseguito con scansioni di 2 mm di spessore contigue lungo l'asse longitudinale del sacro. Con gli apparecchi *multislice* da 16 a 64 è utile tenere la collimazione bassa (0,5-0,6 mm) per un'ottimale ricostruzione multiplanare (Fig. 8.5).

Nel caso di interessamento spondilitico la panoramicità dell'RM e la non esposizione a radiazioni ionizzanti ne fanno la metodica di prima istanza, la TC è indicata per valutare su segmenti identificati all'RM l'eventuale coinvolgimento spondilodiscitico che tuttavia non è tipico di una fase precoce o preradiologica.

L'ottimale valutazione dell'interessamento infiammatorio delle articolazioni sterno-costali e manubrio-sternali, in fase preradiologica, è appannaggio dell'ecografia e della RM, che grazie alla sua maggiore risoluzione di contrasto con le sequenze suddette permette di porre diagnosi in fase precoce di un processo infiammatorio in fase attiva. La flogosi articolare si manifesterà con distensione capsulare, iperintensa nelle sequenze T2 *fat sat*, con estensione del processo infiammatorio alle strutture circostanti e con aumento dell'intensità del segnale dopo MdC nelle sequenze T1 pesate. La scintigrafia rivela anch'essa la focale ipercapatazione del radiofarmaco dell'articolazione colpita senza fornirci tuttavia informazioni morfologiche. Pertanto l'RM costituisce la metodica di scelta in tale fase.

FASE RADIOLOGICA Le caratteristiche radiologiche convenzionali dell'interessamento assile dell'AP sono simili a quelle della spondilite associata con l'artrite reattiva e differiscono da quella della SA primitiva e da quella associata con le IBD.

Caratteri distintivi sono rappresentati: dal coinvolgimento unilaterale o marcatamente asimmetrico delle articolazioni sacro-iliache (Fig. 8.6), dai sindesmofiti grossolani asimmetrici e isolati (Fig. 8.7), dal più frequente e severo interessamento del rachide cervicale e dal raro aspetto a canna di bambù (Fig. 8.8).

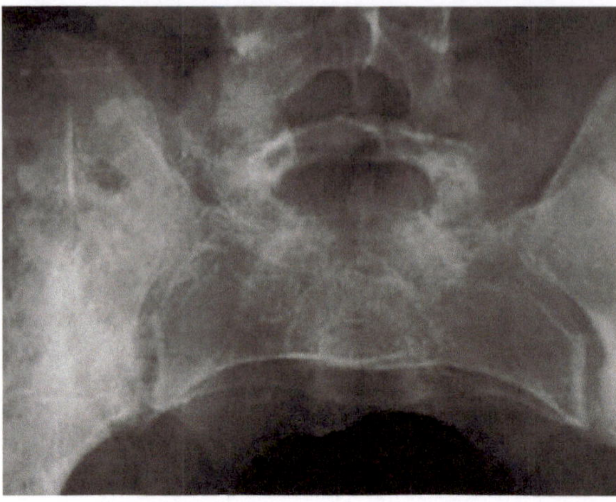

Fig. 8.6 Sacroileite monolaterale (2° grado) in paziente con artropatia psoriasica

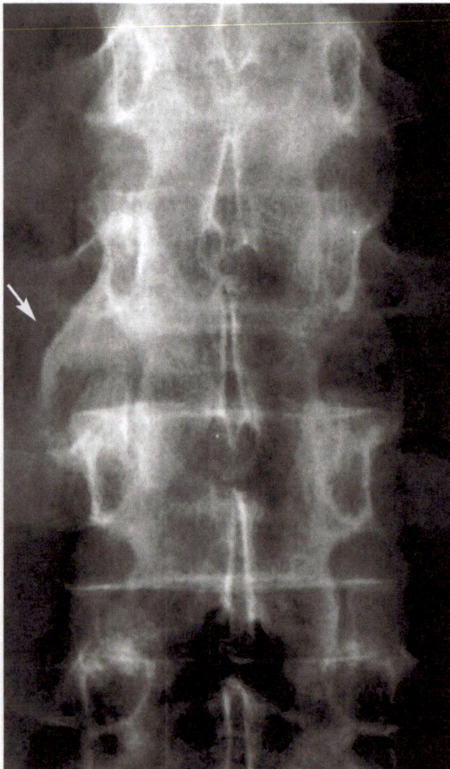

Fig. 8.7 Spondiloartrite psoriasica. In corrispondenza del margine infero-laterale destro del corpo di L2 il radiogramma frontale del rachide lombare evidenzia la presenza di un grossolano parasindesmofita (*freccia*) a forma di becco

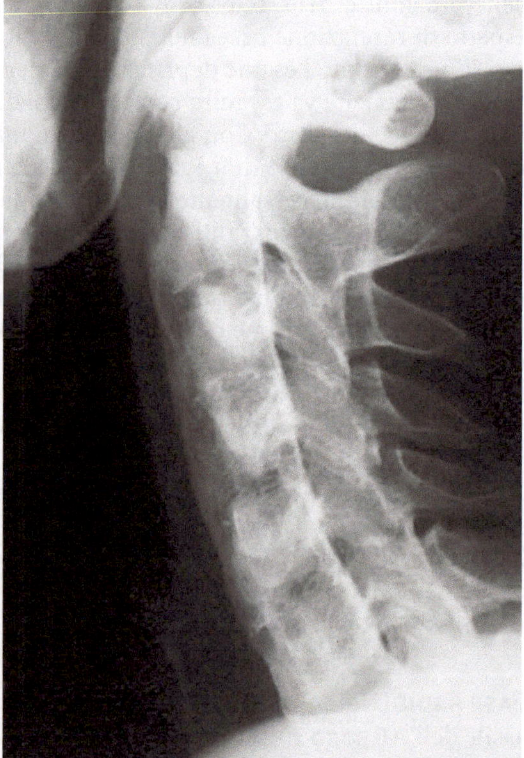

Fig. 8.8 Spondiloartrite psoriasica. Presenza di "vertebre a blocco" per estesa anchilosi ossea intersomatica ed interapofisaria

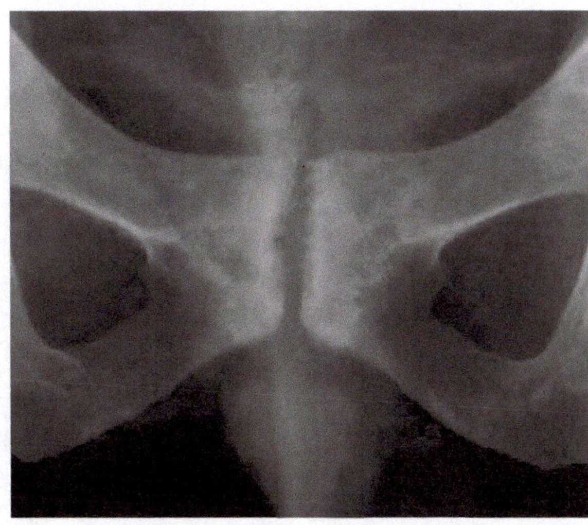

Fig. 8.9 Pubite erosiva, con intensa sclerosi subcondrale, in paziente con artrite psoriasica in fase radiologica

I sindesmofiti dell'artrite psoriasica pongono talvolta problemi di diagnosi differenziale con le proliferazioni ossee della DISH. Non è raro l'interessamento della sincondrosi pubica (Fig. 8.9).

Il coinvolgimento delle articolazioni sterno-costali e manubrio-sternali, responsabile di dolore toracico anteriore viene riportato in circa il 15% dei pazienti con AP con distribuzione asimmetrica. La RC è utile per la documentazione delle erosioni, della sclerosi, dei geodi e del disallineamento. La TC risulta più efficace e dettagliata nel riconoscimento delle stesse alterazioni.

La RM trova le stesse indicazioni sopra riportate ed è di valido supporto nel monitorare gli effetti della terapia.

FASE CONCLAMATA A livello del tratto cervicale si hanno importanti lesioni a carico delle articolazioni interapofisarie fino all'anchilosi. Non è rara la sublussazione atlanto-epistrofea e atlo-odontoidea.

L'evoluzione in anchilosi delle sacro-iliache presenta un'incidenza minore rispetto alla SA e alle EA.

ARTICOLAZIONI PERIFERICHE

FASE PRERADIOLOGICA In una fase precoce di malattia quando i reperti tipici radiografici non sono ancora evidenti, l'ecografia ad alta risoluzione combinata con il power Doppler è stata validata come tecnica sensibile nel determinare la sinovite in pazienti classificati come AP.

Studi per stabilire il loro ruolo in fase precoce (*early* AP) sono in corso.

La RM è in grado di valutare e quantificare la sinovite in corso di AP. Essa appare tuttavia indistinguibile da quella dell'AR. Alcuni autori hanno osservato che il processo infiammatorio si estende a distanza dalla capsula articolare coinvolgendo i tes-

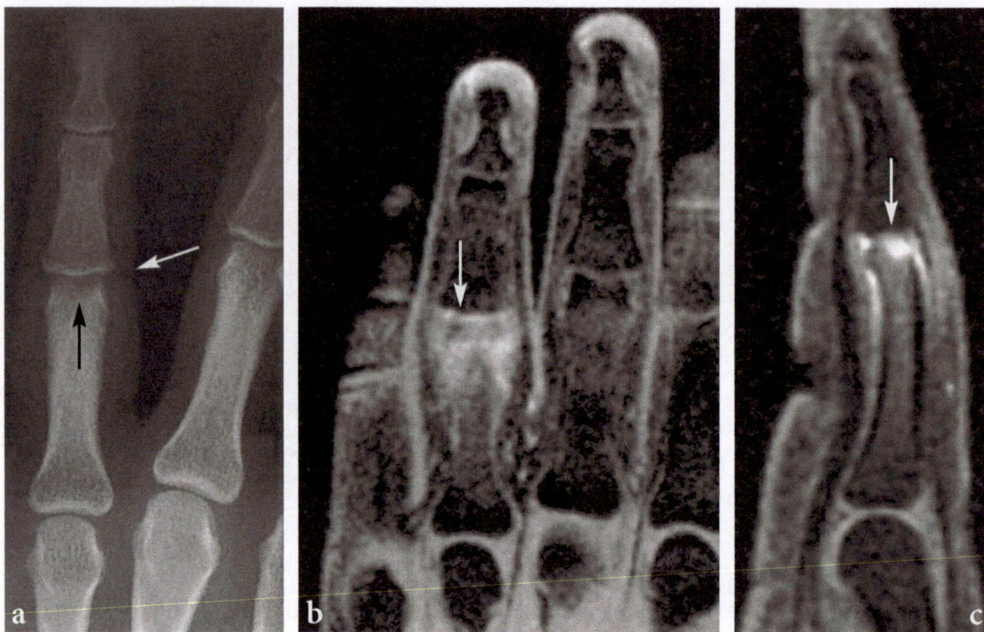

Fig. 8.10a-c a L'esame radiografico documenta la modesta distensione delle parti molli dell'articolazione interfalangea prossimale del IV dito (*freccia bianca*) con minuta erosione centrale (*freccia nera*). **b** L'immagine STIR T2 in sezione coronale evidenzia la distensione capsulare e lo sfumato edema osseo a carico dei capi ossei articolari (*freccia bianca*). **c** L'immagine in sezione sagittale della sequenza GRE T1 pesata con soppressione del grasso dopo mdc mostra ancora meglio l'impregnazione dell'erosione (*freccia bianca*) e la sfumata impregnazione della capsula articolare, segni di infiammazione attiva

suti molli circostanti con maggiore frequenza rispetto all'AR. Mac Gonagle et al. hanno descritto con dettaglio le caratteristiche entesitiche che potrebbero essere alla base della sinovite nei pazienti con AP. La RM con sequenze STIR T2 pesate può mostrare l'edema osseo. L'edema osseo nell'AR è fortemente predittivo di erosione ossea, ma questo non è stato dimostrato nella AP. Pertanto in un paziente con sospetta AP l'ecografia ad alta risoluzione combinata con il power Doppler può essere sufficiente per dimostrare la sinovite, qualora non risolutiva si può ricorrere all'RM con sequenze morfologiche T1 lungo l'asse maggiore e l'asse breve dell'articolazione interessata, completata con sequenze STIR T2 pesate per valutare il grado di edema osseo, la distensione della capsula articolare, la tenosinovite, il grado di infiammazione dei tessuti molli circostanti. L'esame può essere completato con scansioni T1 pesate con soppressione del grasso dopo MdC (Fig. 8.10).

FASE RADIOLOGICA Può essere colpita qualsiasi articolazione sebbene le mani ed i piedi siano interessati più di frequente. Le sedi preferenziali sono le articolazioni interfalangee, prevalentemente le distali, le MCF e MTF e quelle del polso. La distribuzione è generalmente asimmetrica, poli- od oligoarticolare, caratteristica della AP è ad esempio la distribuzione "a raggio" cioè il contestuale interessamento di due o più articolazioni dello stesso dito di mani e piedi. In questa fase la radiologia con-

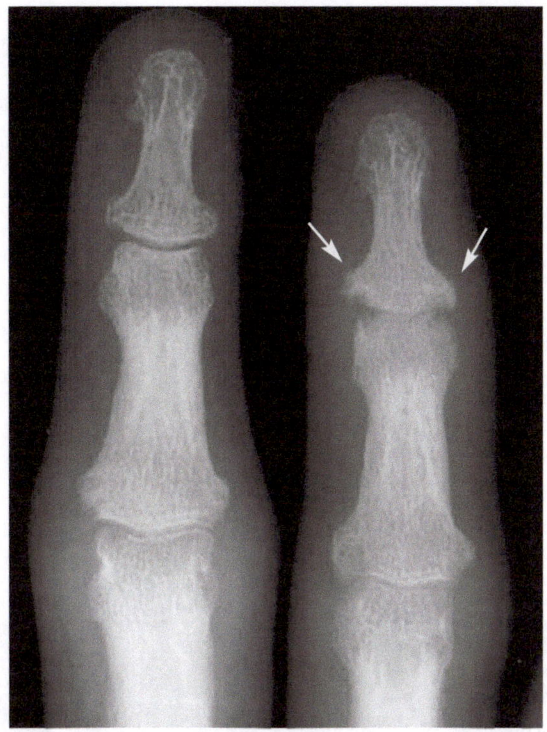

Fig. 8.11 Artrite psoriasica. È tipica la coesistenza delle lesioni erosive con la reazione osteoproliferativa circostante, che in parte maschera l'entità del danno anatomico erosivo. Nei casi in cui l'osteoproliferazione sia particolarmente esuberante e si manifesti su entrambi i lati della base delle falangi distali, configura il caratteristico quadro della lesione "ad orecchie di topo" (*frecce*)

venzionale è in grado di evidenziare le alterazioni più caratterizzanti, quale, ad esempio, la conservazione dell'interspazio articolare anche quando le erosioni siano già comparse.

Le erosioni, che inizialmente sono prevalenti in sede marginale e solo successivamente interessano la porzione centrale, hanno caratteristicamente un profilo irregolare e maldefinito. Questo aspetto è determinato dalla sovrapposizione delle manifestazioni osteoproduttive al danno erosivo. Quando l'osteoproliferazione è particolarmente esuberante può realizzarsi il quadro delle "orecchie di topo" dell'articolazione interfalangea interessata (Fig. 8.11).

Altre lesioni tipiche sono il riassorbimento delle apofisi falangee distali (acroosteolisi) (Fig. 8.12), la periostite periarticolare e delle falangi (Fig. 8.13), la frequente assenza di osteoporosi iuxta-articolare, l'artrite mutilante (Fig. 8.14), fortunatamente rara, e la deformità a "matita nel cappuccio" (Fig. 8.15) con accorciamento delle dita coinvolte ("mano a binocolo da teatro").

In tale fase, la radiologia convenzionale è generalmente sufficiente per la definizione diagnostica e di solito non è necessario ricorrere ad ecografia o RM, a meno che la malattia non sia in fase di riattivazione e sia necessario documentare il quadro acuto e definirne l'entità.

FASE CONCLAMATA In fase evoluta si instaurano disallineamenti, sublussazioni e lussazioni articolari fino all'anchilosi ossea.

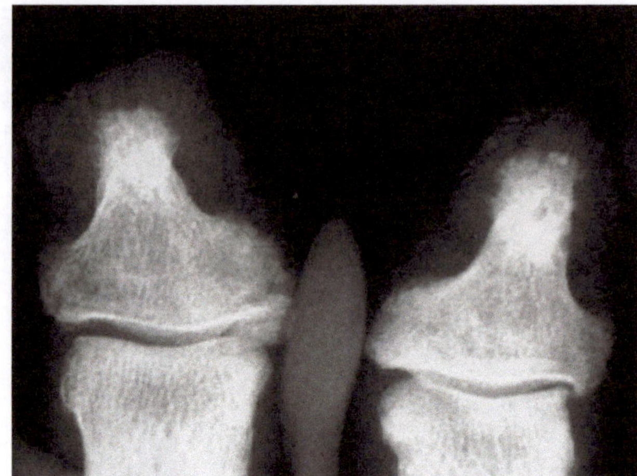

Fig. 8.12 Paziente con artrite psoriasica. A livello di entrambi gli alluci è apprezzabile l'acro-osteolisi falangea, con riassorbimento osseo concentrico del ciuffo ungueale

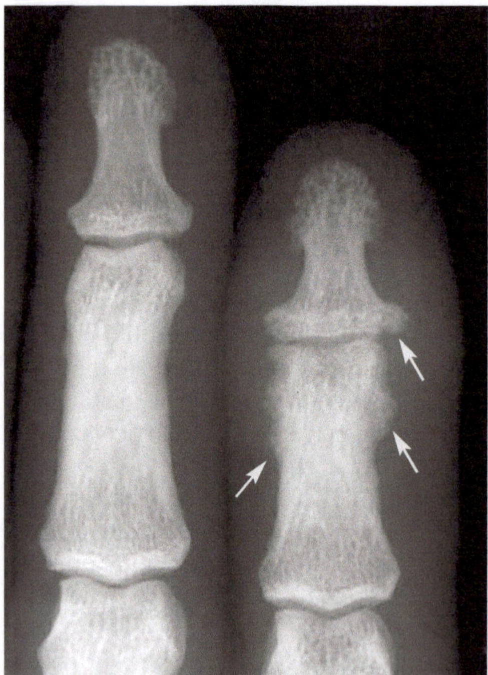

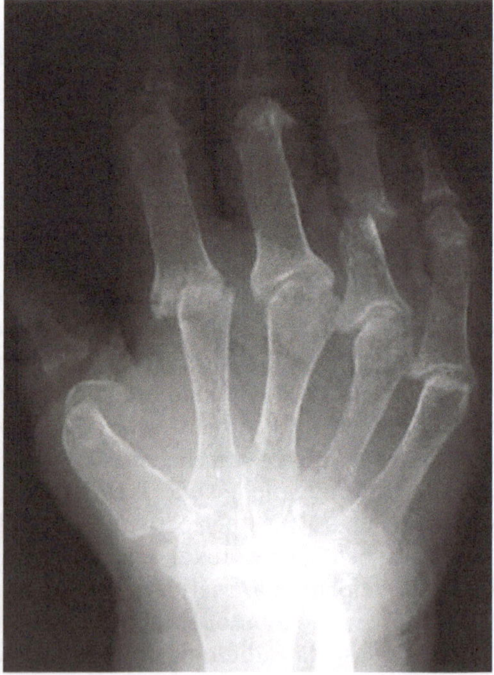

Fig. 8.13 Dattilite psoriasica a carico del 2° dito della mano dominante, con tumefazione estesa dei tessuti molli parostali. L'alterazione prevalente è costituita dalla intensa osteoproliferazione periostale in sede di inserzione capsulo-legamentosa (*frecce*); minimo risulta il coinvolgimento dell'articolazione interfalangea corrispondente

Fig. 8.14 Severa e diffusa artrite mutilante in paziente con artropatia psoriasica; il radiogramma, inoltre, evidenzia anchilosi ossea interfalangea prossimale del 2° e 3° dito

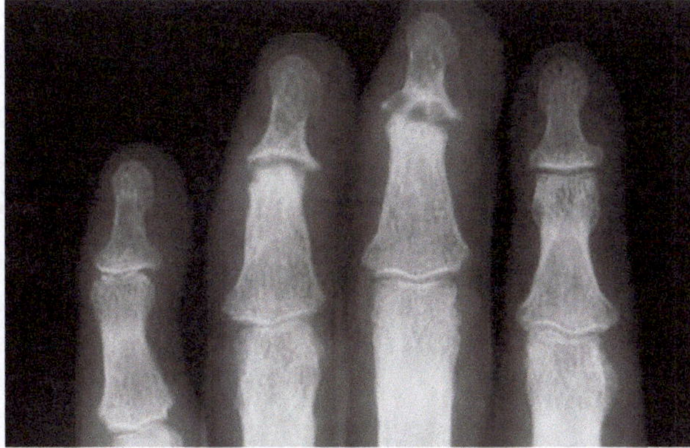

Fig. 8.15 L'erosione articolare interfalangea distale configurata a "matita nel cappuccio", apprezzabile a carico del 3° e 4° dito e tipica dell'artropatia psoriasica, è caratterizzata dal riassorbimento osseo concentrico della testa della falange intermedia, che appare affondata nell'ampia lacuna erosiva a livello della base della falange distale

ENTESI

FASE PRERADIOLOGICA L'interessamento entesitico è stato riscontrato nel 20% dei pazienti con AP con picchi del 30% nel pattern spondilitico. Vi è anche un subset di AP con entesite e/o dattilite isolata.

Storicamente la radiologia convenzionale ha giocato un ruolo pionieristico nel definire le lesioni entesitiche della AP, quali l'osteopenia sottoinserzionale, l'irregolarità inserzionale della corticale ossea, le erosioni, le calcificazioni dei tessuti molli peri-inserzionali e la entesofitosi. Tali alterazioni tuttavia appaiono tardivamente (fase radiologica) oltre ad essere frequentemente riscontrabili anche nelle entesopatie da genesi meccanica o nelle patologie correlate con accumulo di cristalli.

A tale riguardo, particolarmente vantaggioso in senso diagnostico è l'utilizzo della ecografia, la quale oltre ad essere non invasiva ha dimostrato di essere la metodica più sensibile nel rilevare precocemente il coinvolgimento flogistico della entesi periferica. Le caratteristiche semeiotiche sono la perdita della regolare ecostruttura fibrillare del tendine, del legamento e/o dell'aponevrosi, i quali mostrano aumento di spessore del loro segmento inserzionale, con disomogenea riduzione della ecogenicità e focali alterazioni strutturali. Il recente impiego del power Doppler ha permesso di valutare l'abnorme vascolarizzazione e l'iperemia nell'entesi sede di flogosi (Fig. 8.16). Le erosioni ossee e l'entesofitosi caratterizzano gli stadi avanzati dell'entesite.

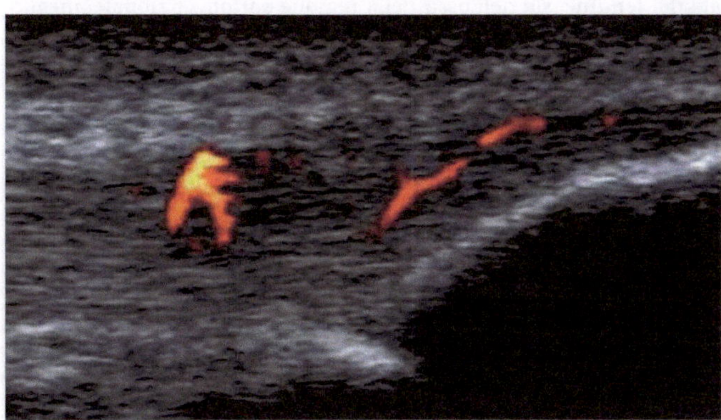

Fig. 8.16 Entesite distale del tendine rotuleo in paziente affetto da spondiloartrite sieronegativa. La scansione longitudinale del tendine mostra l'abnorme presenza di segnale power Doppler limitatamente al segmento inserzionale

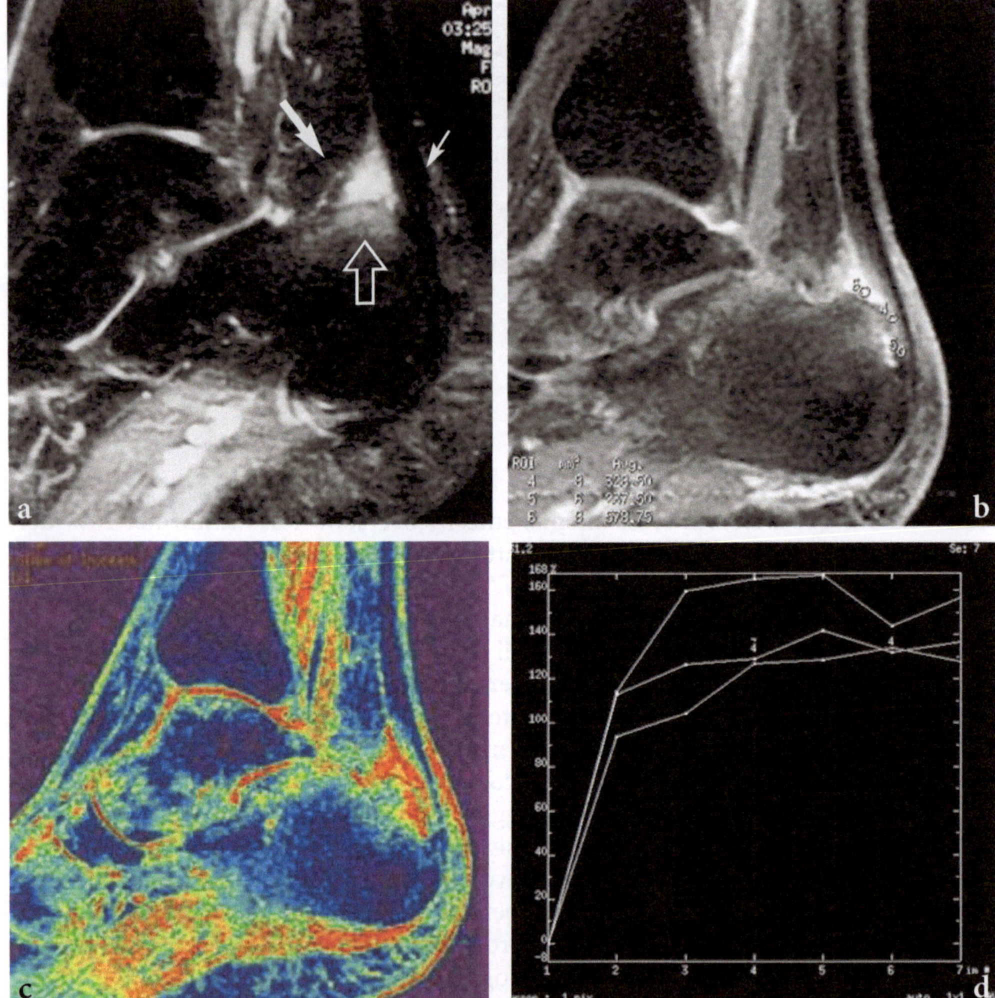

Fig. 8.17 a Nell'immagine RM sagittale STIR T2 pesata è evidente l'ispessimento preinserzionale del tendine d'Achille (*freccia piccola*), l'edema osseo sottoinserzionale (*freccia vuota*) e la borsite retrocalcaneare profonda (*freccia grande*). **b** Nell'immagine sagittale GRE T1 pesata dopo MdC si apprezza l'impregnazione sia del segmento preinserzionale del tendine, sia dell'osso nella regione sottoinserzionale, meglio evidenziata nell'immagine **c**, ottenuta con ricostruzione colorimetrica e nell'immagine **d**, che rappresenta le corrispondenti curve di impregnazione

I primi studi RM nelle AP hanno enfatizzato la natura extrasinoviale delle lesioni infiammatorie nelle articolazioni sinoviali, ma non identificavano l'entesite nelle stesse articolazioni.

L'uso di sequenze con soppressione del grasso ha dimostrato che le lesioni infiammatorie nelle articolazioni sinoviali sono comunemente di significato entesitico e che il processo può essere diffuso e coinvolgere i tessuti molli e la spongiosa ossea. Il pattern RM tipico è caratterizzato da: diffuso edema osseo adiacente l'entesi associato con edema dei tessuti molli circostanti, distensione delle borse adiacenti nelle sequenze T2 pesate con soppressione del grasso, aumento dell'intensità di segnale dei legamenti, dei tendini, dell'osso spongioso e delle borse, nelle sequenze T1 FSE o GRE con soppressione del grasso dopo MdC (Fig. 8.17).

Le sedi più frequentemente interessate dal processo entesitico sono il tendine d'Achille, la fascia plantare e il tendine rotuleo.

FASE RADIOLOGICA Le manifestazioni entesopatiche della cresta iliaca e delle tuberosità ischiatiche sono simili alle altre SASN e ben documentabili con la radiologia convenzionale. Possono pertanto comparire erosioni ossee corticali e, più frequentemente, la proliferazione ossea nei siti di inserzione di tendini e legamenti con aspetto radiografico astrutturato, cotonoso, con profilo irregolare e sfrangiato (Fig. 8.18). L'entesopatia periferica si può manifestare a livello della superficie posteriore e inferiore del calcagno, della rotula, dei trocanteri, delle tuberosità ischiatiche e olecranica, dei malleoli tibio-peroneali.

Il quadro ecografico riproduce i segni evidenziati in fase precoce con tumefazione dell'inserzione tendinea o legamentosa, riduzione dell'ecogenicità e formazione di entesofiti. L'ecografia può evidenziare la presenza di una borsite o di una peritendinite. In fase di riacutizzazione del processo infiammatorio l'ecografia con impiego del power Doppler potrà evidenziare l'iperemia nell'area di flogosi così come la RM manifesta la presenza dell'edema osseo sottoinserzionale ed impregnazione dopo MdC delle strutture anatomiche interessate dalla flogosi (tendine, borsa, osso spongioso) (Fig. 8.19).

FASE CONCLAMATA In conseguenza della cronicizzazione del processo infiammatorio, il quadro radiologico mostra un'accentuazione della osteoproliferazione, che in parte maschera il danno erosivo eventualmente coesistente.

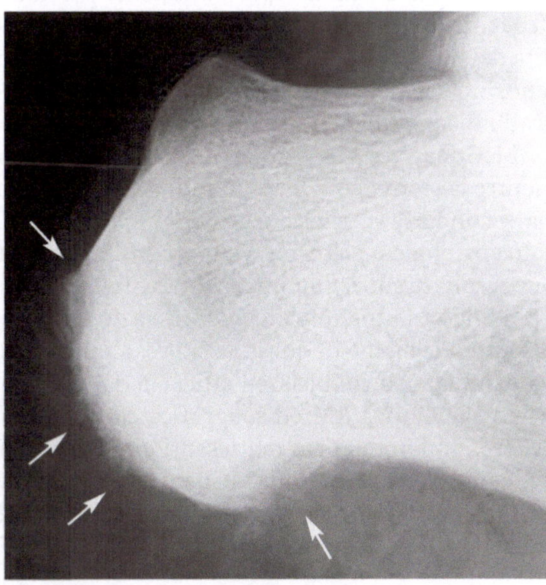

Fig. 8.18 Artropatia psoriasica. L'esame radiografico convenzionale documenta la presenza di estesa ed irregolare entesofitosi in corrispondenza del versante posteriore ed inferiore del calcagno (*frecce*), che rende irregolarmente sfrangiato il corrispondente profilo osseo corticale

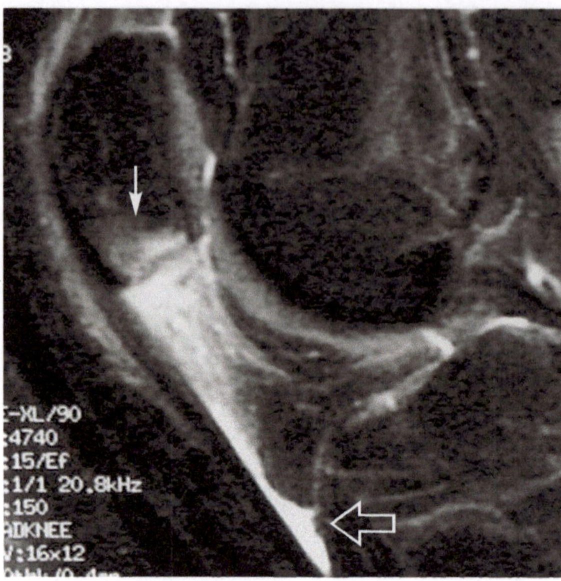

Fig. 8.19 L'esame RM STIR T2 sagittale del ginocchio evidenzia la presenza di edema osseo all'inserzione prossimale del tendine rotuleo (*freccia*) e di borsite infrarotulea profonda (*freccia vuota*)

DATTILITE

FASE PRERADIOLOGICA La dattilite è una delle manifestazioni cliniche delle spondiloartriti. Sebbene più frequente nella AP può essere presente in tutte le SASN. Può anche apparire come la sola manifestazione clinica apparente in soggetti con processo infiammatorio HLA-B27 correlato.

In passato si pensava che l'aspetto del "dito a salsicciotto" fosse dovuto alla concomitanza di tenosinovite dei flessori con l'artrite dell'articolazione MCP e IFP. L'esame clinico è un metodo sufficiente per la diagnosi di tenosinovite con sensibilità e specificità del 100% comparate con la RM. Recenti studi ecografici e di RM sia sulle dita dei piedi che delle mani hanno consentito di stabilire che la dattilite è dovuta alla tenosinovite dei flessori con edema flogistico dei tessuti molli circostanti, e vario grado di sinovite delle piccole articolazioni.

McGonagle ha invece ipotizzato che l'entesite rappresenti la lesione primaria, mentre la sinovite nelle varie sedi anatomiche (articolazioni, guaine tendinee, borse) sia secondaria al rilascio di citochine infiammatorie. In fase precoce la radiologia convenzionale è cieca nel valutare tali alterazioni ed il ricorso all'ecografia e all'RM può risultare superfluo in considerazione dell'elevata sensibilità e specificità dell'esame clinico ed utile solo alla identificazione dell'organo-bersaglio dell'infiammazione, pur tuttavia anche in questo caso esso può costituire un indice prognostico di malattia e un dato su cui basare l'efficacia del trattamento.

La semeiotica RM ed ecografica comprende pertanto la tenosinovite dei flessori, l'edema infiammatorio dei tessuti circostanti, la distensione della capsula articolare delle piccole articolazioni MCF ed IF (Fig. 8.20).

Dopo MdC si osserva un'impregnazione della sinovia dei tendini e della capsula articolare con maggiore incidenza per i primi (Fig. 8.21). Pertanto l'esame RM tecni-

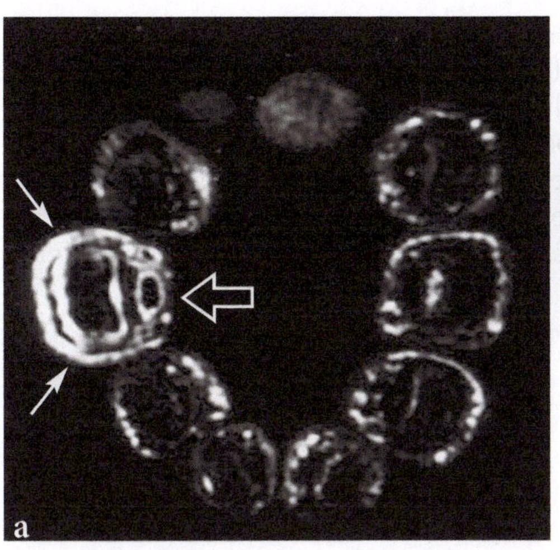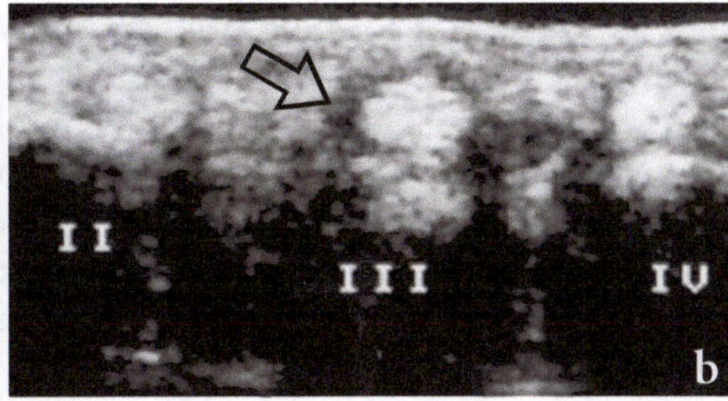

Fig. 8.20a,b L'esame RM STIR (a) in sezione assiale comparativa, su entrambe le mani disposte simmetricamente palmo contro palmo, di un "dito a salsicciotto" documenta a carico di quest'ultimo la presenza di esteso ipersegnale del sottocute (*frecce bianche*), per edema, e di tenosinovite dei flessori, con il caratteristico aspetto a bersaglio (*freccia vuota bianca*). Per mezzo dell'esame ecografico (b) la presenza del versamento tenosinoviale dei flessori è testimoniata dal riscontro dell'alone ipoecogeno che circonda i tendini coinvolti (*freccia vuota nera*)

camente deve essere eseguito con scansioni T2 *fat sat* lungo l'asse lungo del dito interessato e assiali T1 pesate e T2 *fat sat*, completato con scansioni T1 GRE *fat sat* prima e dopo infusione di MdC endovena.

Il coinvolgimento flogistico delle guaine sinoviali di borse e tendini può essere anche localizzato a livello di polso, caviglia e spalla.

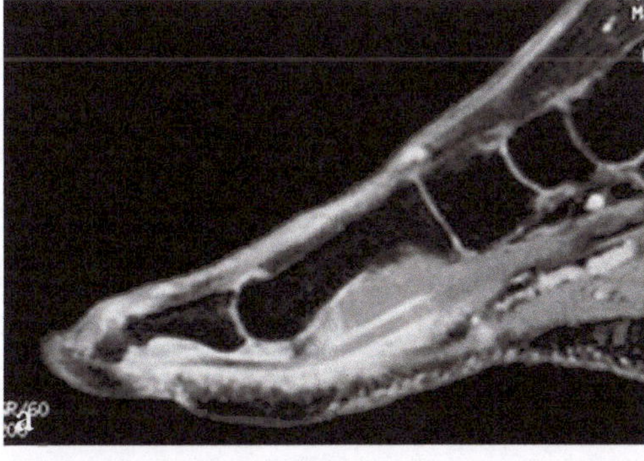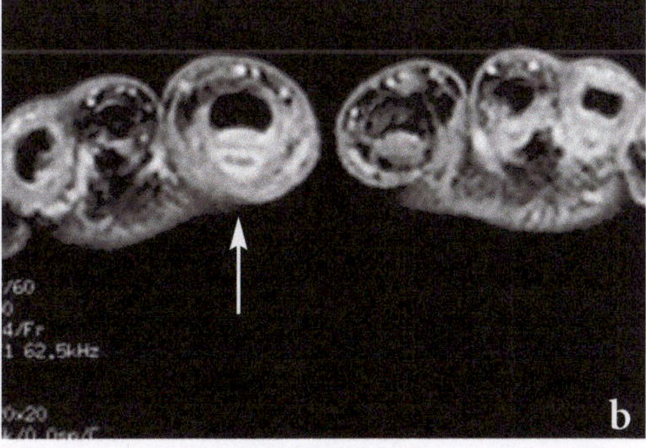

Fig. 8.21a,b L'immagine RM T1 GRE con soppressione del grasso dopo somministrazione di MdC, secondo i piani di sezione sagittale (a) ed assiale (b), mostra impregnazione della sinovia che circonda il tendine del flessore dell'alluce del piede destro (*freccia*), espressione di tenosinovite infiammatoria; non chiari segni di impregnazione all'inserzione tendinea

FASE RADIOLOGICA E FASE CONCLAMATA Non vi sono delle alterazioni radiologiche tipiche in tale fase, ove si escludano quelle già considerate per l'artrite periferica, quindi le erosioni e le alterazioni osteoproliferative. La cronicizzazione di una dattilite può essere evidente ecograficamente come ispessimento dei tessuti molli di natura fibrotico-cicatriziale. Possono persistere i segni ecografici di tenosinovite tendinea. All'RM oltre all'ispessimento fibrotico dei tessuti molli può essere evidente in fase di riacutizzazione la distensione fluida delle guaine tendinee e l'impregnazione dopo MdC delle stesse.

9 SPONDILOENTESOARTRITI SIERONEGATIVE

SINDROME DI REITER E ARTRITI REATTIVE

9.1 SINOSSI CLINICA

SALVATORE D'ANGELO, IGNAZIO OLIVIERI

DEFINIZIONE

Per artrite reattiva (ARe) s'intende un'artrite non suppurativa, sterile, che insorge dopo un processo infettivo localizzato in una sede lontana da quella dell'infezione primitiva.

Studi recenti hanno, però, dimostrato la presenza di prodotti di degradazione (antigeni microbici) sia nel liquido sia nel tessuto sinoviale. È, quindi più accurato definire un'ARe un'artrite in cui non è più possibile ottenere una coltura positiva del germe dal liquido o dal tessuto sinoviale.

In passato si distinguevano ARe B27 correlate o non correlate. Oggi, invece, si considerano ARe solo quelle associate al HLA B27 e quindi, tale definizione non include la malattia reumatica (streptococco β-emolitico di gruppo A), la malattia di Lyme (*Borrelia burgdoferi*), l'artrite non infettiva in corso di sepsi gonococcica, le artriti secondarie a parassitosi, le artriti post-virali. Tutte queste forme presentano un quadro clinico differente dalle ARe.

La sindrome di Reiter (artrite, uretrite non gonococcica, congiuntivite) rappresenta uno dei più comuni esempi di ARe.

EPIDEMIOLOGIA

L'incidenza annuale è di circa 4-5 casi per 100.000 abitanti. L'età di insorgenza è compresa tra i 20 ed i 50 anni con un picco alla terza decade.

Il rapporto F/M tradizionalmente era considerato di 1/20. Molto spesso, però, le donne presentano una cistite o una cervicite asintomatica ed un decorso della malattia più mite, quindi è stato valutato che il rapporto F/M reale è di circa 1/5.

La forme post-veneree, più frequenti tra i maschi e nei paesi anglosassoni, riguardano circa il 50% di tutte le ARe. Le forme post-dissenteriche, più diffuse nel continente europeo, colpiscono i due sessi allo stesso modo.

Dall'1% al 4% dei pazienti non selezionati con uretrite o dissenteria da batteri artritogenici svilupperà un'ARe.

Eziopatogenesi

Due sono i fattori chiamati in causa: l'infezione e l'associazione con HLA B27. L'ipotesi patogenetica prevalente è quella di un'anomala risposta ad un'infezione causata da germi dotati di particolari caratteristiche in un ospite geneticamente predisposto, che dà origine ad un processo immunomediato nel cavo articolare da cui deriva l'artrite. La persistenza di prodotti di degradazione del germe a livello del cavo articolare indurrebbe una perdurante risposta immune specifica di tipo ritardato da cui deriverebbe la sinovite.

Le ARe sono le uniche forme tra le SpA in cui sono stati identificati gli agenti eziologici: *Shigella flexneri* e *dyssenteriae*; *Salmonella thyphimurium* e *enteritidis*; *Yersinia enterocolitica* e *pseudotubercolosis*; *Campilobacter jejuni*; *Chlamydia trachomatis*; *Ureaplasma urealyticum*.

In pazienti con artrite questi germi, o loro frammenti subcellulari, persistono nell'ospite e possono essere rilevati nelle cellule del liquido sinoviale in campioni di biopsia sinoviale e nei monociti circolanti. Frammenti batterici sono sicuramente presenti, non è chiaro se c'è replicazione.

Sebbene più di un fattore genetico sia correlato alla presenza di ARe, il più importante è HLA B27 (60%-80% dei casi). Comunque, non è un fattore assolutamente richiesto né il solo fattore necessario.

Quadro clinico

Solo il 33% dei pazienti con ARe presenta la triade uretrite, congiuntivite, artrite; gli altri sono etichettati come sindrome di Reiter incompleta. L'artrite compare solitamente da 1 a 3 settimane da un episodio di uretrite o diarrea, i quali possono essere lievi o del tutto inapparenti (ARe idiopatiche).

Gran parte dei pazienti presenta un decorso subacuto con guarigione, cioè un episodio iniziale della durata di qualche settimana fino a 6 mesi. Raramente i pazienti presentano un unico episodio autolimitantesi, ma nel 15%-50% dei casi si susseguono attacchi ricorrenti. Una forma cronica si sviluppa nel 15%-30% dei casi e si associa frequentemente ad un impegno assile.

Manifestazioni articolari periferiche La manifestazione più frequente è un'oligoartrite asimmetrica acuta prevalentemente localizzata alle articolazioni degli arti inferiori, con tendenza ad estendersi in modo ascendente, con carattere sostitutivo a rapida successione con intervalli variabili da pochi giorni a due settimane (nelle forme croniche è aggiuntivo). In un quarto dei casi l'esordio è monoarticolare.

Frequenti sono anche l'entesite (fascite plantare, tendinite achillea) e la dattilite.

Manifestazioni articolari assili Nelle forme acute è frequente una lombalgia da causa non nota che s'irradia a natiche e cosce e che peggiora con il riposo.

La colonna è interessata nei pazienti con malattia cronica o ricorrente con rigidità e ridotta mobilità del tratto cervicale e lombare. Nel 20%-30% dei casi è presente una sacroileite (soprattutto in soggetti con HLA B27). In alcuni pazienti la sintomatologia assile è indistinguibile da una SA.

Manifestazioni uro-genitali Possono rappresentare l'aspetto fondamentale di una ARe e precedono l'artrite di 1-3 settimane. Nei maschi si può avere un'uretrite con pollachiuria e bruciore durante la minzione, secrezione chiara non purulenta. Fino allo 80% dei pazienti presenta una prostatite. Nelle femmine si hanno vulvovaginiti, cerviciti e salpingiti.

MANIFESTAZIONI GASTROENTERICHE L'episodio scatenante di diarrea è spesso lieve, solo occasionalmente è ematica e prolungata.

MANIFESTAZIONI MUCO-CUTANEE Il cheratoderma blenorragico (il termine blenorragico è improprio, poiché non è di natura gonococcica) rappresenta la manifestazione cutanea più comune (12%-14%). Inizialmente compaiono lesioni vescicolari su base eritematosa che poi evolvono verso macule, papule e noduli indolenti. Le lesioni papulari si ricoprono di croste ipercheratosiche rendendo difficile la distinzione, sia clinica che istopatologica, dalla psoriasi. Tali lesioni interessano selettivamente le regioni plantari e palmari, ma possono interessare anche il glande, il tronco, il cuoio capelluto.

La balanite circinata esordisce con piccole vescicole localizzate al glande e al meato uretrale che rompendosi danno luogo a piccole erosioni superficiali.

Possono manifestarsi anche alterazioni ungueali quali ipercheratosi subungueali e onicolisi.

Nel 50% dei casi, soprattutto nelle fasi iniziali, compaiono ulcere orali non dolenti localizzate sul palato e sulla lingua.

MANIFESTAZIONI OCULARI La congiuntivite è la complicanza oculare più comune. Solitamente bilaterale, si manifesta con rossore, bruciore, aumentata lacrimazione. La secrezione muco-purulenta è tipicamente sterile. I sintomi solitamente si risolvono in una settimana, ma possono persistere fino a 7 mesi.

L'uveite probabilmente avviene come evento indipendente dovuto alla comune suscettibilità al HLA B27. L'attacco iniziale è sempre acuto e monolaterale, ma episodi ricorrenti possono interessare anche l'altro occhio. La flogosi è anteriore (irite) e comporta fotofobia, rossore e dolore. Tende a risolversi completamente in 2-4 mesi.

MANIFESTAZIONI CARDIACHE Compaiono raramente (circa 10%) soprattutto in pazienti con malattia severa e di lunga durata. Sono rappresentate da difetti di conduzione e da insufficienza aortica.

È stato notato che queste complicanze cardiache si manifestano anche in assenza di cause note (non ARe, non SA) ma sono strettamente associate al HLA B27 (77%). Ciò indicherebbe che la cardiopatia rappresenti un processo indipendente HLA B27 correlato.

LABORATORIO

È teso alla valutazione di 2 aspetti fondamentali: l'infezione e l'infiammazione.

Circa 1/3 dei pazienti con oligoartrite indifferenziata presenta un'infezione clinicamente silente da *Chlamydia* o da enterobatteri. In questi pazienti l'artrite presenta le stesse caratteristiche di quelli con infezione sintomatica.

Attualmente non sono disponibili mezzi colturali adeguati per la *Chlamydia*. Quindi, la ricerca diretta del germe va eseguita, su campioni da tampone uretrale o brushing di cervice uterina, mediante ricerca del RNA ribosomiale (metodica PCR). Per quanto concerne la ricerca indiretta di *Chlamydia*, i test sierologici non sono utili in tutti i casi in quanto si positivizzano tardivamente. L'esame colturale delle feci è utile per la ricerca del germe scatenante anche quando i sintomi enterici sono scarsi o assenti. La positività della coprocoltura si ritrova di solito entro le 2 settimane dall'esordio dell'enterite. È utile ripetere più volte l'esame a causa dell'emissione irregolare dei batteri dalla mucosa intestinale. Ai fini della diagnosi eziologica, è utile il dosaggio delle IgG e IgA anti-*Yersinia*.

L'analisi del liquido sinoviale consente di escludere una diagnosi di artrite settica (esame colturale negativo) e di artrite microcristallina (assenza di microcristalli).

Durante la fase acuta è presente una moderata leucocitosi ed un aumento degli indici di flogosi (VES e PCR). La tipizzazione HLA è utile solo quando le manifestazioni extra-articolari sono assenti. I pazienti con positività di HLA B27 presentano più frequentemente interessamento assile, cardite ed uveite.

9.2   QUADRO IMAGING

Enrico Scarano, Fabio Martino

SCHELETRO ASSILE

La sacroileite, sebbene sia una manifestazione meno frequente in fase d'esordio (5%-10%), costituisce un riscontro consueto nella fase florida della malattia (40%-60% dei casi).

È generalmente unilaterale (a differenza della SA) e, per quanto concerne la sua diagnosi, in questa fase valgono le considerazioni fatte sopra circa la maggiore sensibilità della TC e dell'RM soprattutto nella diagnosi precoce. La semeiotica è riconducibile a quella già vista (Fig. 9.1).

L'interessamento spondilitico, negli stessi siti articolari visti per l'AP e per la SA, è più raro e presenta in questa fase la stessa semeiotica vista per le altre SASN.

FASE RADIOLOGICA In tale fase cominciano ad essere evidenti i segni all'RC di coinvolgimento delle articolazioni sacro-iliache con erosioni più frequenti a carico dell'osso iliaco, l'osteosclerosi adiacente è scarsa.

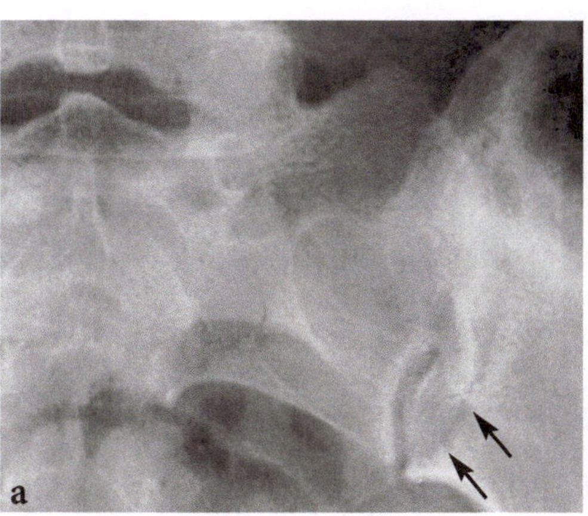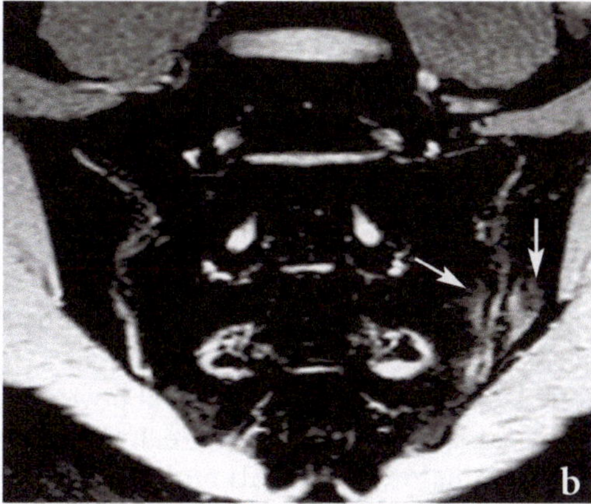

Fig. 9.1a,b Sacroileite monolaterale in paziente con m. di Reiter. L'interessamento asimmetrico, sia per localizzazione delle lesioni sia per epoca di comparsa delle stesse, costituisce il comportamento abituale. La dimostrazione delle lesioni early (*frecce bianche*) è agevole per mezzo della RM (**b**), particolarmente nelle sequenze in soppressione del grasso, mentre sull'esame radiografico (**a**) spesso sono non visibili o malriconoscibili (*frecce nere*)

A livello della colonna si possono osservare sindesmofiti grossolani, isolati ed asimmetrici come nella AP (Fig. 9.2).

FASE CONCLAMATA L'anchilosi ossea delle articolazioni sacro-iliache è più rara rispetto alle altre forme, ben evidente alla RC, così come i grossolani sindesmofiti rachidei "a fermaglio".

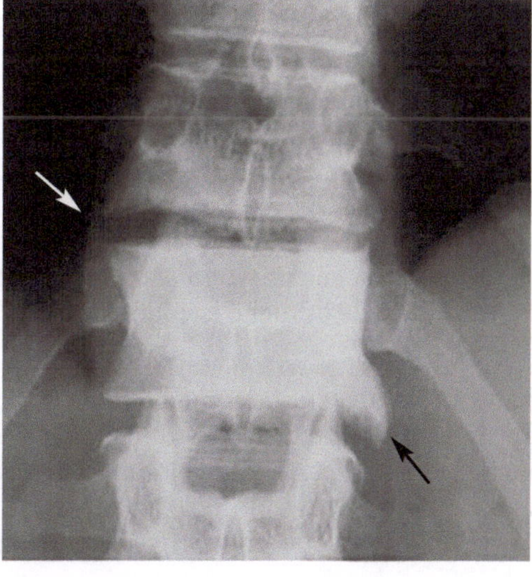

Fig. 9.2 Presenza di grossolano parasindesmofita (*freccia nera*) in corrispondenza del margine somatico infero-laterale sinistro di D12, in paziente con malattia di Reiter. Controlateralmente, altri parasindesmofiti in fase iniziale di formazione sono apprezzabili in corrispondenza degli spigoli somatici contrapposti del livello metamerico soprastante (*freccia bianca*)

SPONDILOENTESOARTRITI SIERONEGATIVE
SINDROME DI REITER E ARTRITI REATTIVE

ARTICOLAZIONI PERIFERICHE

FASE PRERADIOLOGICA L'artrite periferica, generalmente asimmetrica ed interessante gli arti inferiori, è spesso precoce ed in genere associata a manifestazioni entesitiche. È generalmente monoarticolare, può essere favorevole con regressione rapida, mentre nel 50% dei casi è evolutiva con riacutizzazione. La forma poliarticolare è tipicamente asimmetrica. Le sedi più colpite sono il piede, in particolare le articolazioni metatarso-falangee, la caviglia e il ginocchio. Più raro è l'interessamento di spalla, polso e mano. In fase acuta si ha una tumefazione della capsula articolare con associata osteoporosi iuxta-articolare. In tale fase la RC è poco significativa. L'ecografia evidenzia bene la distensione capsulare e al power Doppler è evidente l'aumentata vascolarizzazione capsulare e pericapsulare. In RM è evidenziabile l'estensione dell'interessamento infiammatorio ai tessuti molli adiacenti. In alcuni casi è evidente il quadro clinico-radiologico del dito a salsicciotto con tenosinovite dei tendini.

FASE RADIOLOGICA In tale fase cominciano ad essere evidenti i segni all'RC, il danno erosivo è più raro (solo il 5% dei casi). Le erosioni iniziano in sede marginale per poi estendersi in sede subcondrale determinando vistose deformità dei capi articolari soprattutto a livello delle metacarpo-falangee. Si associa osteoproduzione perilesionale come nell'artrite psoriasica con sclerosi subcondrale e periostite di aspetto "cotonoso". Le alterazioni osteoproduttive possono essere presenti in assenza di evidenti alterazioni erosive e cio' la differenzia dall'artrite reumatoide.

FASE CONCLAMATA L'esito in anchilosi è raro e generalmente ben evidente alla RC, limitato alle piccole articolazioni delle mani e dei piedi.

ENTESI

FASE PRERADIOLOGICA L'entesite rappresenta un riscontro clinico frequente, con maggiore e caratteristica predilezione di sede per il calcagno (25%-50% dei casi), la cui entesalgia rappresenta spesso il segno iniziale della malattia.

Anche in questo caso l'ECD è utile per identificare l'entesite e l'eventuale borsite associata. La peritendinite è simile a quella osservata nell'AP.

La RM dimostrerà in aggiunta ai segni ecografici l'edema spongioso perinserzionale iperintenso nelle immagini T2 STIR e l'impregnazione infiammatoria dell'area perinserzionale, rilevato anche dalla focale ipercaptazione del radiofarmaco all'esame scintigrafico.

Altre entesi che possono essere coinvolte sono localizzate soprattutto a livello dei trocanteri, delle branche ischiatiche, dell'olecrano, della base del V metatarso.

FASE RADIOLOGICA La semeiotica RC in tale fase non è dissimile da quella già vista per la SA e la AP con osteoproduzione entesofitica di minore entità rispetto alla altre forme, erosioni corticali della tuberosità calcaneare in adiacenza delle sedi di inserzione e sfumata osteoporosi calcaneare.

Alla RM possono prevalere i segni della sclerosi su quelli dell'edema infiammatorio con aspetto ipointenso in tutte le sequenze, entesofitosi, scarsa impregnazione dopo MdC.

Ecograficamente si conferma l'ispessimento tendineo con i segni erosivi, l'entesofitosi e scarsi segni di infiammazione al power Doppler.

FASE CONCLAMATA Il quadro classico è rappresentato da un'irregolare periostosi del calcagno, con entesofiti plantari e dorsali; erosioni a profilo sfrangiato possono evidenziarsi sul profilo inferiore e posteriore della tuberosità calcaneare.

10 SPONDILOENTESOARTRITI SIERONEGATIVE

SPONDILOARTRITI ASSOCIATE A MALATTIE INFIAMMATORIE INTESTINALI

10.1 SINOSSI CLINICA

SALVATORE D'ANGELO, IGNAZIO OLIVIERI

DEFINIZIONE

Una malattia infiammatoria articolare può essere considerata un'artrite enteropatica (EA) se il tratto gastroenterico è coinvolto in maniera diretta nel processo patogenetico.

Un ampio spettro di malattie reumatiche è caratterizzato da manifestazioni o complicanze gastroenteriche senza configurare un quadro di EA. Le più comuni EA appartengono al gruppo delle SpA: EA associata a malattie infiammatorie croniche intestinali (MICI), quali la colite ulcerosa (CU) e la malattia di Crohn (MC).

La CU e la MC possono essere considerate congiuntamente in quanto condividono molti degli aspetti reumatologici ed extraintestinali.

EPIDEMIOLOGIA

La prevalenza della CU varia tra 50 e 100 casi per 100.000 abitanti; quella della MC è di circa 75/100.000. Non vi sono differenze dovute al sesso. Il picco dell'età d'insorgenza è compreso tra 25 e 45 anni.

L'artrite rappresenta la manifestazione extra-intestinale più frequente in entrambe le condizioni (fino al 40% dei casi).

EZIOPATOGENESI

L'eziologia è ignota, ma verosimilmente è multifattoriale per l'intervento di fattori genetici, immunologici e da alterazione della permeabilità intestinale.

È dimostrata un'aggregazione familiare in entrambe le condizioni. La presenza di HLA B27 non è correlata alla presenza di artrite periferica mentre lo è con la sacroileite e la spondilite anche se tale associazione è meno stretta che con la SA (33% vs. 71%). L'associazione è stata descritta anche in famiglie HLA B27 negative, quindi, altri fattori genetici possono essere implicati.

Un'alterata permeabilità intestinale potrebbe consentire ad antigeni luminali di attraversare la mucosa e la lamina propria, innescando reazioni immunologiche ed infiammatorie in tessuti differenti. Quest'alterata permeabilità potrebbe essere indotta da farmaci, dalla malattia stessa o da determinanti genetici.

È stato ipotizzato un meccanismo immunologico legato all'assorbimento di antigeni batterici. Mentre nelle ARe l'agente eziologico (infettivo) è noto, nelle EA e nelle altre SpA l'eventuale germe responsabile non è stato ancora identificato. Una volta che l'integrità della mucosa è stata perduta la risposta immune non sarebbe più ristretta all'agente innescante, ma estesa ad altri antigeni (non ancora identificati) delle strutture bersaglio (entesi, giunzione cartilagino-sinoviale, uvea, ecc.).

QUADRO CLINICO

MANIFESTAZIONI INTESTINALI La MC è caratterizzata dalla classica triade di dolore addominale, calo ponderale e diarrea. L'esordio può essere insidioso ed accompagnato da febbre non elevata e malessere generale; la progressione è solitamente subclinica.

Nelle fasi tardive possono manifestarsi fistole ed ascessi. Le alterazioni possono presentarsi lungo tutto il tratto gastroenterico, anche se le sedi più frequentemente colpite sono l'ileo terminale ed il colon. Le lesioni spesso sono transmurali e granulomatose con un distribuzione a "chiazze".

La CU è caratterizzata dalla presenza di diarrea (reperto quasi costante) e rettorragie. La febbre e il calo ponderale sono meno comuni. Le lesioni (ulcere superficiali, microascessi) sono confinate alla mucosa del colon. Comunque, nel caso impegno isolato del colon gli aspetti istopatologici della MC possono essere indistinguibili da quelli della CU.

MANIFESTAZIONI ARTICOLARI PERIFERICHE La prevalenza dell'impegno periferico nelle MICI varia dal 17% al 20% dei casi, con una maggiore frequenza nella MC (nella CU è circa il 10%).

L'artrite è pauciarticolare, generalmente asimmetrica, spesso con carattere transitorio e migrante. Sono interessate sia le grosse sia le piccole articolazioni solitamente degli arti inferiori. La maggioranza degli attacchi si risolvono nel giro di 6 settimane, anche se, tuttavia, sono frequenti le ricorrenze. Solo raramente (10%) l'artrite diventa cronica con possibili lesioni distruttive a carico delle anche e delle piccole articolazioni.

Frequenti sono le dattiliti e le entesiti (tendinite achillea o fascite plantare).

Nella MC possono essere presenti il clubbing e, più raramente, una periostite.

Di regola nella MC i sintomi intestinali precedono o sono coincidenti con quelli articolari, anche se in qualche caso l'artrite può precedere, anche di qualche anno, le manifestazioni intestinali. Nella CU vi è una più stretta relazione temporale tra attacchi di artrite e fase di attività di malattia a livello intestinale.

MANIFESTAZIONI ARTICOLARI ASSILI L'impegno assile è descritto in entrambe le condizioni. La prevalenza della sacroileite varia dal 10% al 20%, quella della spondilite dal 7% al 12%; tali dati potrebbero rappresentare una sottostima della reale situazione in quanto in molti casi la forma assile presenta un decorso subclinico che sfugge alla diagnosi.

Il quadro clinico può essere indistinguibile da quello di una SA: dolore infiammatorio in sede lombare, toracica, cervicale, o glutea. Tipici segni sono la limitazione dei movimenti del tratto lombare e cervicale e la ridotta espansibilità toracica. L'esordio ed il successivo decorso sono totalmente indipendenti dall'impegno intestinale.

MANIFESTAZIONI EXTRAINTESTINALI ED EXTRARTICOLARI Le manifestazioni cutanee sono osservate nel 10%-25% dei casi. L'eritema nodoso è presente soprattutto in pazienti con malattia articolare attiva. Il pioderma gangrenoso è una rara, ma severa manifestazione non correlata all'attività di malattia articolare ed intestinale.

Le manifestazioni oculari sono osservate nel 3%-11% dei casi. La più frequente è l'uveite anteriore, associata con l'impegno assile e il HLA B27.

Le manifestazioni mucose, presenti soprattutto nella MC, sono rappresentate da ulcere aftoidi che possono interessare la mucosa orale e la lingua.

LABORATORIO Non vi sono test diagnostici. Reperti comuni sono un aumento degli indici di flogosi ed un'anemia ipocromica da perdite ematiche o da malattia cronica.

10.2 QUADRO IMAGING

ENRICO SCARANO

SCHELETRO ASSILE

FASE PRERADIOLOGICA Nel 10% dei casi delle EA compare una sacroileite e/o una spondilite, più frequentemente nel sesso maschile e correlata in modo diretto con le riesacerbazioni intestinali. Spesso passa inosservata per la predominanza della sintomatologia intestinale.

L'interessamento sacro-iliaco e delle coxo-femorali è di solito bilaterale e simmetrico con quadro indistinguibile dalla SA. Anche in questo caso le metodiche con la maggiore sensibilità in fase precoce sono la TC e l'RM.

FASE RADIOLOGICA La RC mostra le alterazioni sacro-iliache e rachidee che possono anticipare, accompagnare o seguire l'esordio della malattia intestinale, con aspetti sovrapponibili alla SA con erosioni, squaring dei corpi vertebrali, sindesmofitosi e colonna a canna di bambù (Fig. 10.1).

FASE CONCLAMATA Raramente il quadro dell'imaging evolve come la SA verso l'anchilosi rachidea e delle sacro-iliache (Fig. 10.2).

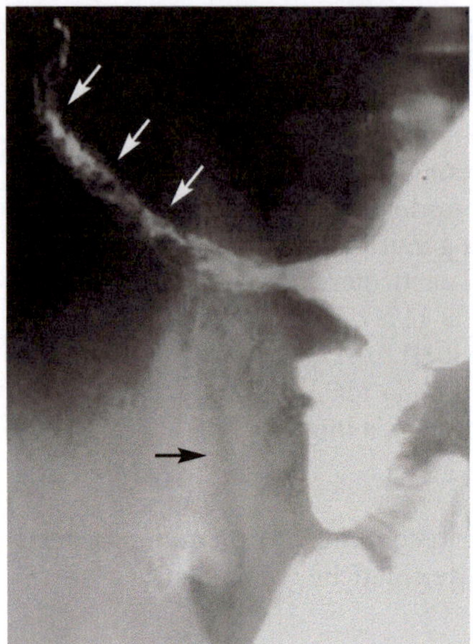

Fig. 10.1 Paziente con morbo di Crohn. L'esame contrastografico del tubo digerente documenta le caratteristiche lesioni a carico dell'ileo terminale (*frecce bianche*) e mostra la contestuale evidenza di sacroileite (*freccia nera*)

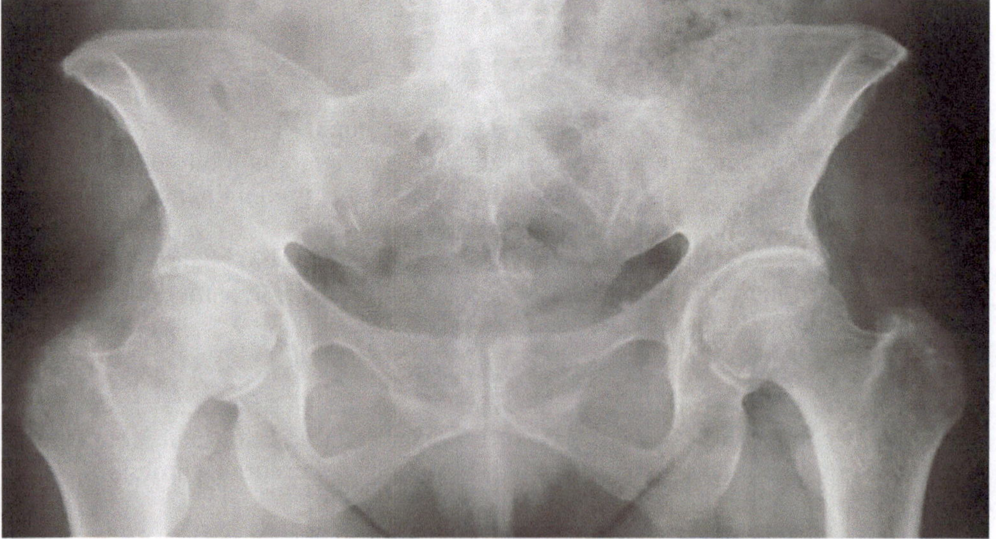

Fig. 10.2 Enteroartrite in fase evoluta con anchilosi ossea di entrambe le articolazioni sacroiliache. Si evidenzia, inoltre, la presenza di entesofitosi in corrispondenza della branca ischiatica di sinistra e del gran trocantere femorale bilateralmente

ARTICOLAZIONI PERIFERICHE

FASE PRERADIOLOGICA Nei pazienti con colite ulcerosa il quadro clinico si presenta di solito in fase precoce come una sinovite acuta di una sola o, più raramente, di più articolazioni, con predilezione per l'arto inferiore.

Le articolazioni più frequentemente colpite sono ginocchio, caviglia e le piccole articolazioni di mani e piedi. L'artrite simmetrica delle interfalangee prossimali del piede è considerata suggestiva di un'EA.

Si ha tumefazione della capsula articolare e osteoporosi iuxtaarticolare, raro il quadro erosivo.

I pazienti con morbo di Crohn invece presentano una sinovite migrante di una o più articolazioni, più spesso del ginocchio.

Ecografia e RM sono più sensibili in tale fase.

FASE RADIOLOGICA La semeiotica RC è sovrapponibile alle altre forme di artrite periferica.

FASE CONCLAMATA Rara l'evoluzione verso l'anchilosi.

ENTESI

FASE PRERADIOLOGICA Frequenti l'entesite achillea, la fascite plantare e l'entesite rotulea. Il quadro di imaging ecografico e di RM è sovrapponibile a quanto visto per le altre SASN.

FASE RADIOLOGICA La semeiotica RC in tale fase non è dissimile da quella già vista per la SA.

FASE CONCLAMATA Entesofiti plantari e dorsali simili alle altre SASN.

11 SPONDILOENTESOARTRITI SIERONEGATIVE

SPONDILOARTRITI INDIFFERENZIATE

11.1 SINOSSI CLINICA

Salvatore D'Angelo, Ignazio Olivieri

DEFINIZIONE

Con il termine di SpA indifferenziata s'identifica una condizione che presenta manifestazioni cliniche tipiche del gruppo delle SpA, ma non sufficienti per porre una diagnosi di un'altra SpA definita (SA, AP, ARe o EA).

EPIDEMIOLOGIA

Le SpA indifferenziate possono esordire a qualunque età, con una prevalenza non nota fino a pochi anni fa in quanto, per l'assenza di criteri di classificazione e diagnosi, le SpA indifferenziate erano sfuggite agli studi epidemiologici.

Dati recenti indicano una prevalenza di circa 0,7%.

QUADRO CLINICO

SINTOMI Vi è uno spettro clinico esteso che risulta dalle varie combinazioni delle manifestazioni tipiche delle SpA.

Il sospetto clinico di una SpA indifferenziata può essere posto sulla base della presenza di manifestazioni tipiche delle SpA, di positività di HLA B27, storia clinica o familiarità per patologie associate (psoriasi, malattie infiammatorie intestinali), tuttavia con impossibilità a configurare il quadro di una SpA definita.

In molti casi la diagnosi di SpA indifferenziata può essere provvisoria come nel caso di forme incomplete di SpA definite (ARe con infezione scatenante asintomatica, AP sine psoriasi, sacroileite pre-radiografica nella SA).

Per quanto riguarda il decorso è possibile identificare 2 scenari:

– evolvere verso una spondiloartrite definita (SA, AP);
– rimanere indifferenziata per molto tempo.

12 SPONDILOENTESOARTRITI SIERONEGATIVE

IMAGING E STADIO EARLY

Enrico Scarano

Lo stadio *early* coincide con la fase preradiologica.

Queste malattie in tempi recenti venivano diagnosticate con ritardi variabili da 5 a 10 anni, sicuramente anche per problemi legati al decorso clinico subdolo; oggi grazie a metodiche di imaging sempre più sensibili (ECD, TC ed RM) è possibile porre diagnosi in una fase precoce e di poter instaurare gli indispensabili accorgimenti terapeutici per evitare che l'evoluzione di tali malattie sia, come in passato, verso un'invalidità spesso permanente.

In questo, un grosso aiuto ci è fornito anche dall'introduzione sul mercato di nuovi farmaci in grado di ostacolare la progressione del danno radiologico.

Le metodiche di imaging che oggi danno i migliori risultati in tale fase precoce di malattia sono come già detto l'eco power Doppler, la risonanza magnetica basale con sequenze ad alta risoluzione di contrasto (ad esempio, STIR T2) e dinamica con sequenze T1 GRE prima e dopo infusione endovenosa di mezzo di contrasto e la TC, in particolare con gli apparecchi di ultima generazione (64 *slice*) che consentono di ottenere immagini ad alta risoluzione spaziale e ricostruzioni multiplanari ad alta definizione grazie al voxel isotropico.

L'esame eco power Doppler ci da informazioni in particolare nelle sedi di entesite o di interessamento articolare periferico ed è meno indicato per lo studio dell'interessamento assile. Con la tecnica B-mode vengono ricercate le seguenti anomalie: l'ispessimento tendineo, le alterazioni focali intratendine e periinserzionali, depositi di calcio, alterazioni periostali e la distensione di borse peritendinee. Il tipo di vascolarizzazione dell'entesi viene invece studiato con il power Doppler. Generalmente si usa una frequenza di ripetizione dell'impulso di circa 750 Hz e un guadagno di 50-55 dB. Le aree dove viene studiata la vascolarizzazione sono: l'inserzione sull'osso corticale, il corpo del tendine, la borsa e la giunzione tra il tendine e l'entesi. L'identificazione di vascolarizzazione ad uno di questi siti viene considerata espressione di alterata permeabilità capillare e di infiammazione in fase acuta (Fig. 12.1).

La RM viene utilizzata in fase *early* soprattutto per lo studio del coinvolgimento assiale ed in particolare delle articolazioni sacro-iliache. Ma è molto utile per la valutazione dell'interessamento entesitico e articolare periferico (Tabelle 12.1, 12.2).

L'esame deve prevedere sempre sequenze T1 e T2 pesate, queste ultime con soppressione del grasso, preferibilmente con tecnica STIR. L'esame deve essere completato con sequenze dinamiche di adeguata risoluzione temporale, generalmente della

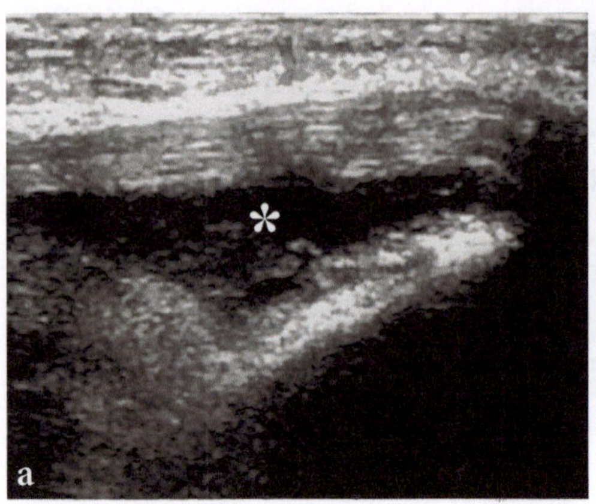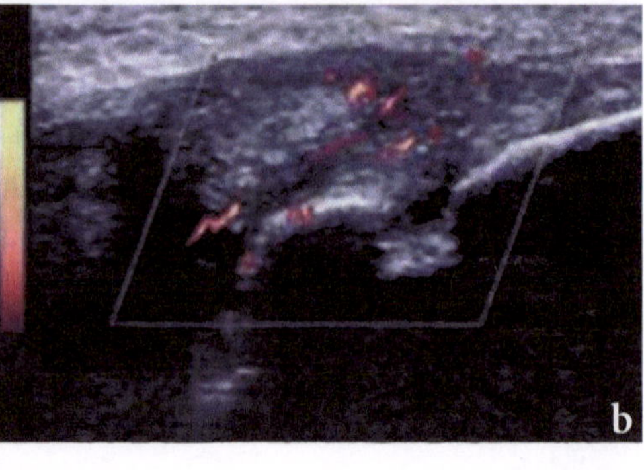

Fig. 12.1a,b Entesite rotulea distale in un paziente con SASN. L'ecografia (**a**) e l'eco-color Doppler (**b**) mostrano l'ispessimento e la disomogeneità ecostrutturale della entesi, con focale iperemia, da flogosi distrettuale. È anche evidente la borsite infrarotulea (*asterisco*)

durata massima di 60 secondi. Tali sequenze vengono effettuate in condizioni di base e dopo somministrazione di MdC per valutare la cinetica di distribuzione del MdC stesso. Rappresenta un carattere distintivo l'impregnazione precoce al primo minuto. Utili sono anche le sequenze a sottrazione di immagine che consentono di visualizzare rapidamente le aree coinvolte dal processo infiammatorio. Alcuni autori consi-

Tabella 12.1 Protocollo di studio RM piccole articolazioni

Sequenze	TR/TE	Spessore	FOV	Matrice	Eccitazioni
FSE STIR T2	2000/28/150	3	Da 12 a 18 cm	256×192	2
SE T1 w	540/20	3	Da 12 a 18 cm	256×224	3
GE T2 w	520/20 FA 20	3	Da 12 a 18 cm	256×224	2
SPGR T1 fat sat	175/infase/FA60	3	Da 12 a 18 cm	257×192	1

Tabella 12.2 Protocollo di studio RM dinamica (sacro-iliache)

Sequenze	TR/TE	Spessore	FOV	Matrice	Eccitazioni
FSPGRT1w fat sat	175/infase/FA60	3/0,6	300×300	256×192	1

Esecuzione di sequenza pre-contrastografica secondo un piano di riferimento paracoronale
Iniezione di MdC ev a bolo (0,2 ml/Kg di peso corporeo)
Esecuzione di almeno 5 sequenze post-contrastografiche simili alla precedente
Fine iniezione o, al massimo, entro 30 secondi dal termine della stessa

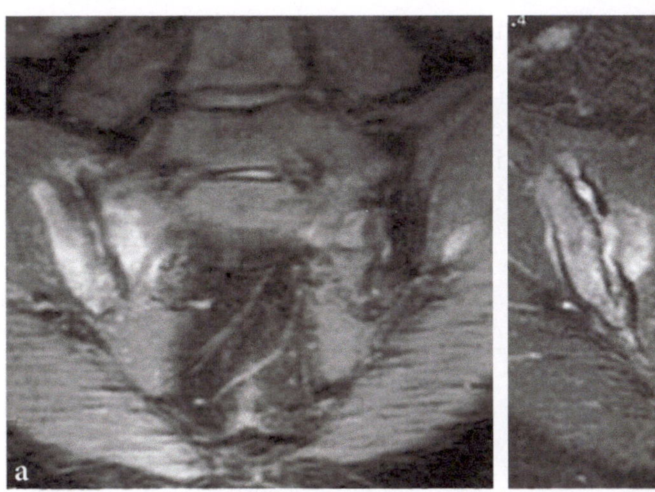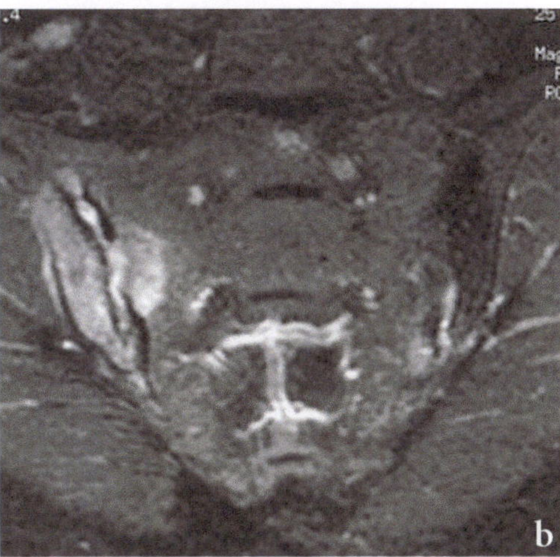

Fig. 12.2a,b Le sequenze STIR T2 (**a**) e GRE T1 (**b**) con soppressione del grasso e dopo MdC mostrano l'edema osseo e l'impregnazione dopo MdC dell'articolazione sacro-iliaca di destra

derano sufficienti a tale fine una sola sequenza T1 pesata (SE o GRE) con soppressione del grasso dopo somministrazione di MdC, non in fase dinamica (Fig. 12.2).

I segni RM diagnostici in fase *early* sono l'edema spongioso perinserzionale nelle sequenze T2 con soppressione del grasso (STIR), l'ispessimento e l'iperintensità focale in T2 intratendinea, l'iperintensità diffusa nelle sequenze T2 dei tessuti peritendinei e periarticolari, la borsite e l'impregnazione delle strutture tendinee, peritendinee ed articolari in fase dinamica dopo MdC (Fig. 12.3). Tali segni che potrebbero essere

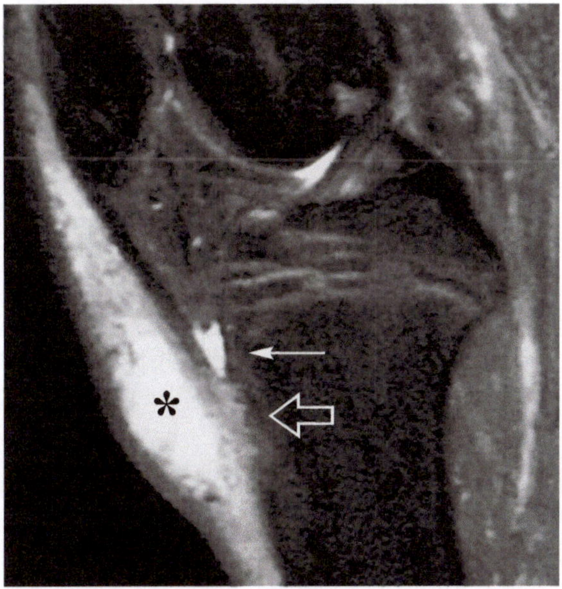

Fig. 12.3 RM T2 STIR, immagine lungo il piano sagittale di ginocchio di paziente con artrite psoriasica: si osserva l'entesite inserzionale del tendine rotuleo con l'edema osseo (*freccia vuota*), la borsite infrarotulea profonda (*freccia*) e la borsite pretibiale (*asterisco*)

considerati aspecifici sono tuttavia da mettere sempre in relazione con il quadro clinico-anamnestico.

L'elevata risoluzione spaziale intrinseca alla TC, soprattutto per gli apparecchi di ultima generazione e la capacità di valutare le fini alterazioni ossee superiore all'RM ne fanno una tecnica ancora oggi molto impiegata in fase *early* soprattutto per il coinvolgimento assiale (rachide e sacro-iliache).

13 SPONDILOENTESOARTRITI SIERONEGATIVE

STADIAZIONE IMAGING

Marina Carotti, Fausto Salaffi

RADIOLOGIA CONVENZIONALE

Nello studio delle spondiloentesoartriti sieronegative, in particolare della spondilite anchilosante e dell'artrite psoriasica, la radiologia convenzionale rappresenta a tutt'oggi una tecnica fondamentale ed irrinunciabile per la diagnosi di prima istanza, dotata di notevole ricchezza informativa, ampiamente utilizzata per la diagnosi e la quantificazione del danno anatomico. Tuttavia, in un futuro molto prossimo il ruolo di metodica *gold standard* per la diagnosi precoce e per il monitoraggio delle lesioni croniche potrebbe spettare alla RM, non appena saranno diffusamente recepiti i metodi di scoring RM nelle spondiloentesoartriti. La RM infatti rappresenta la tecnica più sensibile per la evidenziazione e quantificazione delle lesioni e nel monitoraggio dell'efficacia terapeutica, in particolare dei nuovi agenti biologici di recente introdotti nel trattamento di tali malattie.

I tre principali metodi di scoring radiologici proposti e validati per la valutazione radiologica della spondilite (principalmente nella spondilite anchilosante, ma impiegati anche nelle altre spondiloartriti) sono il BASRI (*Bath Ankylosing Spondylitis Radiology Index*), il SASSS (*Stoke Ankylosing Spondylitis Spine Score*) ed il Berlin score.

I criteri di New York vengono utilizzati per la valutazione semiquantitativa della sacroileite.

Per la quantificazione del danno a livello dello scheletro appendicolare (particolarmente utile nella valutazione dell'artrite psoriasica), i metodi di scoring radiologici maggiormente impiegati sono il metodo di Steinbrocker, di Sharp, di Sharp modificato da van der Heijde, il Ratingen score ed il metodo di Wassenberg-Fischer.

SPONDILITE E SACRO-ILEITE

BATH ANKYLOSING SPONDYLITIS RADIOLOGY INDEX (BASRI) ED I CRITERI DI NEW YORK Il BASRI è un metodo basato su uno score globale e prevede la valutazione del rachide cervicale, nella sola proiezione latero-laterale, del rachide lombare nella proiezione antero-posteriore e latero-laterale e delle articolazioni sacro-iliache nella proiezione antero-posteriore (Fig. 13.1).

Il rachide cervicale viene considerato dal margine inferiore di C1 al margine supe-

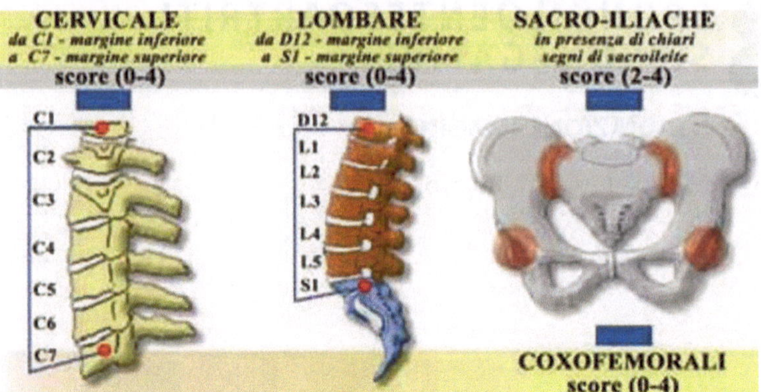

Fig. 13.1 Distretti articolari del rachide cervicale e lombare, delle articolazioni sacro-iliache e coxo-femorali valutati nel BASRI (*Bath Ankylosing Spondylitis Radiology Index*)

riore di C7 ed il rachide lombare dal margine inferiore di D12 al margine superiore di S1, con uno score compreso fra 0 a 4 per entrambi i distretti valutati:

- 0=normale: nessuna alterazione;
- 1=dubbio: alterazioni probabili, non sicure lesioni;
- 2=lieve: presenza di erosioni o squaring o sclerosi ± sindesmofiti in 1 o 2 vertebre;
- 3=moderato: sindesmofiti in 3 o più vertebre ± fusione di due vertebre;
- 4=severo: fusione interessante 3 o più vertebre.

La stadiazione radiologica delle articolazioni sacro-iliache viene effettuata su un unico radiogramma eseguito in proiezione antero-posteriore (che consente anche la valutazione delle articolazioni coxo-femorali) e si basa sui criteri di New York.

Tali criteri prevedono uno score compreso fra 0 e 4:
- grado 0=nessuna alterazione;
- grado 1=aspetto leggermente sfumato dei bordi articolari, pseudo-allargamento o restringimento della rima, lieve sclerosi sub-condrale;
- grado 2=irregolarità dei margini articolari con evidenza di erosioni, restringimento della rima, sclerosi sub-condrale ben evidente;
- grado 3=erosioni articolari e sclerosi sub-condrale bene evidenti con iniziali ponti sinostotici;
- grado 4=completa anchilosi dell'articolazione sacro-iliaca).

Il BASRI-*spine* prevede la valutazione dei seguenti tre score: il rachide cervicale (da 0 a 4), il rachide lombare (da 0 a 4) e le articolazioni sacro-iliache (da 2 a 16). In aggiunta al BASRI-*spine* è stato prevista anche la valutazione delle articolazioni coxo-femorali (BASRI-*hip*), per ottenere il BASRI totale (Fig. 13.1). Il BASRI-*hip* viene, pertanto, punteggiato senza necessità di eseguire radiogrammi aggiuntivi, con uno score compreso fra 0 e 4 [0=normale: nessuna alterazione; 1=dubbio: riduzione focale della rima articolare; 2=lieve: riduzione concentrica della rima articolare >2 mm; 3=moderato: riduzione concentrica della rima articolare ≤2 mm, oppure neoapposizione ossea (ponte osseo) <2 cm; 4=severo: deformità ossea o neoapposizione (ponte osseo) >2 cm]. Il BASRI-totale ha dimostrato una buona concordanza intra- ed inter-osservatore.

STOKE ANKYLOSING SPONDYLITIS SPINE SCORE (SASSS) Il SASSS è un metodo dettagliato e la versione originale prevedeva la valutazione del margine anteriore e posteriore del rachide lombare nella proiezione latero-laterale, con uno score da 0 a 72 e la valutazione separata delle articolazioni sacro-iliache, con uno score compreso fra 0 e 4. Il SASSS modificato da Creemers, oggi maggiormente utilizzato, prevede la valutazione solo del margine anteriore dei corpi vertebrali del rachide cervicale e lombare, nella proiezione latero-laterale, poiché lo studio del margine posteriore è risultato tecnicamente difficoltoso.

Vengono considerati i distretti compresi tra il margine inferiore della 2ª vertebra cervicale ed il margine superiore della 1a dorsale per il rachide cervicale e tra il margine inferiore della 12ª vertebra dorsale ed il margine superiore della prima sacrale per il rachide lombare; a ciascuno spigolo antero-superiore e antero-inferiore dei corpi vertebrali viene assegnato un punteggio compreso fra 0 e 3 (Fig. 13.2):
- 0=normale;
- 1=erosioni, sclerosi e squadramento dei corpi vertebrali;
- 2=evidenti sindesmofiti;
- 3=fusione ossea a ponte.

Pertanto lo score totale è compreso fra 0 e 36 per il rachide cervicale e lombare, con uno score totale compreso fra 0 e 72. Anche per il SASSS viene prevista la valutazione delle articolazioni sacro-iliache, la cui stadiazione radiologica si basa sui criteri di New York, come per il BASRI.

Il SASSS ha dimostrato una elevata concordanza intra- ed inter-osservatore.

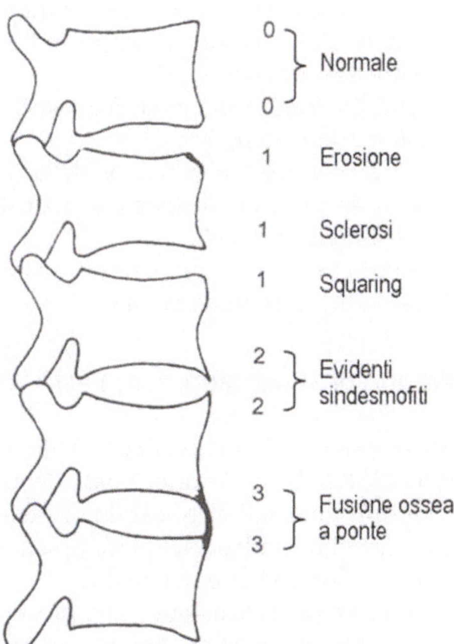

Fig. 13.2 Score e lesioni elementari valutate nel SASSS (*Stoke Ankylosing Spondylitis Spine Score*)

BERLIN SCORE Più recentemente, Braun et al. hanno proposto un nuovo metodo di scoring, denominato *Berlin score*, per la valutazione dei tre segmenti del rachide: cervicale, dorsale e lombare, utilizzando radiogrammi in proiezione antero-posteriore e latero-laterale. Il rachide, nel suo complesso, viene suddiviso in 21 unità vertebrali: 6 a livello del cervicale: da C2/C3 a C7/D1; 10 a livello del dorsale: da D3/D4 a D12/L1 e 5 a livello del lombare: da L1/L2 a L5/S1.

L'unità vertebrale viene definita come la porzione rachidea compresa fra due linee immaginarie che sezionano due vertebre contigue secondo un piano assiale passante per il centro del corpo vertebrale.

Lo score è compreso fra 0 e 6:
- 0=normale;
- 1=sospetta sclerosi;
- 2=piccole erosioni e/o squadramento dei corpi vertebrali;
- 3=piccolo sindesmofita e/o più severe erosioni;
- 4=due o più sindesmofiti/spondilite/spondilodiscite;
- 5=ponti vertebrali;
- 6=fusione vertebrale.

Lo score massimo per il *Berlin score* è pari a 6×21=126. Il metodo ha dimostrato una buona affidabilità, in termini di concordanza intra- ed inter-osservatore.

ARTRITE PERIFERICA

METODO DI STEINBROCKER MODIFICATO PER L'ARTRITE PSORIASICA Il metodo di Steinbrocker modificato prevede la valutazione di tutte le articolazioni della mano (il polso viene considerato come singola articolazione), tutte le MTF, la IF del 1° dito, per un totale di 28 articolazioni per le mani e di 12 articolazioni dei piedi (40 articolazioni in totale). Lo score è compreso fra 0 e 4:
- score 0=normale;
- score 1=osteopenia iuxta-articolare o tumefazione dei tessuti molli;
- score 2=erosioni;
- score 3=erosioni e riduzione della rima articolare;
- score 4=completa distruzione articolare (lisi o anchilosi), con un valore massimo raggiungibile di 160.

Questo metodo ha dimostrato una buona concordanza inter- e intra-osservatore ed una sufficiente responsività.

METODO DI SHARP MODIFICATO PER L'ARTRITE PSORIASICA Il metodo di Sharp modificato per l'artrite psoriasica prevede la valutazione delle erosioni a livello delle seguenti sedi della mano: dalla 2ª alla 5ª articolazione interfalangea distale (IFD), 5 MCF, 4 IFP, la IF del 1° dito, 7 ossa del polso, comprendenti la base del 1° metacarpo, il trapezio come unità, lo scafoide, il semilunare, il piramidale e il pisiforme come una unità, il radio e l'ulna. Nei piedi le sedi valutate per le erosioni sono le seguenti: le 5 MTF e la IF del 1° dito del piede.

Lo **score per le erosioni** è compreso fra 0 e 5:
- stadio 0= nessuna erosione;

– stadio 1=una discreta erosione o coinvolgimento di meno del 21% dell'articolazione;
– stadio 2=due discrete erosioni o coinvolgimento del 21%-40% dell'articolazione;
– stadio 3=tre discrete erosioni o coinvolgimento del 41%-60% dell'articolazione;
– stadio 4=quattro discrete erosioni o coinvolgimento del 61%-80% dell'articolazione;
– stadio 5=distruzione articolare, estesa oltre l'80% dell'articolazione.

Gli score 6 e 7 sono stati previsti per indicare più estesi danni osteo-articolari; sebbene essi non vengano compresi nel calcolo dello score totale delle erosioni.

Lo score massimo possibile per le erosioni è pari a 210 per le mani e a 60 per i piedi. Per la riduzione della rima articolare vengono valutate le seguenti articolazioni: dalla 2ª alla 5ª IFD, 5 MCF, la IF del 1° dito, 4 IFP e 6 articolazioni del polso, comprendenti la 4ª, 5ª e 6ª articolazione carpo-metacarpale, il trapezio-scafoide, il capitato-scafoide e il capitato-semilunare come una unità, e l'articolazione radio-carpica. Nei piedi le sedi valutate sono le 5 MTF. A differenza dell'AR, nell'artrite psoriasica lo **score per la riduzione della rima articolare** è compreso fra 0 e 5, con l'aggiunta dell'allargamento della rima articolare, in presenza di marcata osteolisi:
– stadio 0=normale;
– stadio 1=asimmetrica e/o minima riduzione della rima articolare;
– stadio 2=definita con perdita di più del 50% della normale rima;
– stadio 3=definita con perdita del 51%-99% della normale rima;
– stadio 4=assenza dello spazio articolare, evidenza di anchilosi;
– stadio 5=allargamento della rima articolare.

Lo score 5 non è incluso nello score totale della riduzione della rima articolare e viene punteggiato separatamente. Lo score massimo possibile raggiungibile per le mani è di 160 e quello per i piedi di 40. Oltre alle erosioni e alla riduzione della rima articolare, il metodo di Sharp modificato prevede anche la valutazione della periostite diafisaria (score 0-3; assente, lieve, moderata, severa), della periostite iuxta-articolare (score 0-4 a seconda dei quadranti coinvolti), della periostite a livello del polso (valutata in 6 aree: la base del 1° metacarpo e il trapezio come una unità, lo scafoide, il radio, la base del 5° metacarpo e l'uncinato come una unità, il piramidale e il pisiforme come una unità, e l'ulna, con uno score da 0 a 3: assente, lieve, moderata e severa) e, infine, del riassorbimento osseo dell'estremità della falange distale, in accordo all'estensione di osso coinvolto a livello delle 5 dita delle mani e del 1° dito dei piedi (0=nessuno; 1=1%-20%, …).

METODO DI SHARP MODIFICATO DA VAN DER HEIJDE PER L'ARTRITE PSORIASICA
Questo metodo rappresenta una variante rispetto a quello utilizzato per l'AR e valuta, oltre alle erosioni ed alla riduzione della rima articolare, anche la (sub)lussazione, l'anchilosi, l'osteolisi grossolana e l'aspetto a *pencil in cup* a livello di mani e piedi. Nelle mani, vengono valutate anche le articolazioni IFD, oltre a quelle considerate per l'AR. In particolare, le erosioni vengono valutate a carico di 20 articolazioni per ciascuna mano e polso e sono rappresentate da: 5 MCF, 4 IFP, la IF del 1° dito, 4 IFD, la base del 1° metacarpo, il radio, l'ulna, il trapezio e il trapezoide, come una unità o multiangolare, lo scafoide e il semilunare e in 6 articolazioni per ciascun

Tabella 13.1 Metodo di Sharp modificato da van der Heijde

Erosioni

0   no erosioni
1   discrete erosioni
2   larghe erosioni non oltrepassanti la linea mediana
3   larghe erosioni oltrepassanti la linea mediana

Riduzione rima articolare

0   normale
1   asimmetrica o minima riduzione fino ad un massimo del 25%
2   definita, con riduzione fino ad un massimo del 50%
3   definita, con riduzione fra il 50%-90% del normale spazio o sublussazione
4   scomparsa dello spazio articolare, probabile evidenza di anchilosi o completa lussazione

piede (5 MTF e la IF del 1° dito). La riduzione della rima articolare, la (sub)lussazione, l'anchilosi, l'osteolisi grossolana e l'aspetto a *pencil in cup* vengono valutate per ciascuna mano e polso a livello delle 4 IFP, la IF del 1° dito, 4 IFD, 5 MCF, la 3ª, 4ª e 5ª articolazione carpo-metacarpale, l'articolazione scafoide-multiangolare e capitato-scafoide-semilunare, l'articolazione radio-carpica e per ciascun piede a livello delle 5 MTF e la IF del 1° dito. Lo score per le erosioni è compreso fra 0 e 5 per le articolazioni delle mani e fra 0 e 10 per quelle dei piedi. Una combinazione del suddetto punteggio delle erosioni può portare ad un valore massimo di 5 per ciascuna articolazione delle mani e ad un massimo di 5 per ciascun lato della superficie articolare dei piedi, con un valore di 10 per ciascuna articolazione (Tabella 13.1). Lo score per la riduzione della rima articolare è compreso fra 0 e 4 (Tabella 13.1), mentre l'osteolisi grossolana e l'aspetto a *pencil in cup* vengono punteggiate separatamente. Lo score massimo possibile per le erosioni è di 200 per le mani e di 120 per i piedi, mentre il massimo score possibile per la riduzione della rima articolare è di 160 per le mani e 48 per i piedi. Pertanto, il massimo score per le erosioni è di 320 e di 208 per la riduzione della rima articolare (score totale pari a 528). Tale metodo si è dimostrato affidabile e responsivo.

RATINGEN SCORE PER L'ARTRITE PSORIASICA

Il *Psoriatic Arthritis Ratingen Score* è stato proposto e validato specificatamente per lo studio dei pazienti con artrite psoriasica. Esso prevede la valutazione di 40 articolazioni delle mani e dei piedi (8 IFD, 2 IF del 1° dito, 8 IFP, 10 MCF, entrambi i polsi, le IF del 1° dito del piede, dalla 2ª alla 5ª MTF bilateralmente) e tutte le articolazioni vengono punteggiate separatamente per le erosioni e la proliferazione ossea. Lo score per le erosioni è compreso fra 0 e 5 ed è basato sulla quota percentualizzata della superficie articolare distrutta (Tabella 13.2). Il massimo punteggio per le erosioni è

Tabella 13.2 Ratingen score

Erosioni*

0   normale

1   una o più definite erosioni con una interruzione della corticale >1 mm, ma con distruzione articolare di meno del 10% della superficie articolare totale

2   distruzione articolare dell'11%-25%

3   distruzione articolare del 26%-50%

4   distruzione articolare del 51%-75%

5   distruzione articolare di più del 75%

Proliferazione**

0   normale

1   proliferazione ossea misurata dall'origine della superficie ossea di 1-2 mm o, se i margini della proliferazione non possono essere distinti dalla superficie ossea originale, crescita ossea non superiore al 25% del diametro originale dell'osso

2   proliferazione ossea di 2-3 mm o crescita ossea fra 25%-50%

3   proliferazione ossea >3 mm o crescita ossea >50%

4   anchilosi

---

*40 articolazioni delle mani e dei piedi (8 IFD, 2 IF 1° dito, 8 IFP, 10 MCF, i polsi, 2 IF 1° dito del piede, dalla 2ª alla 5ª MTF); **40 articolazioni delle mani e dei piedi (8 IFD, 2 IF 1° dito, 8 IFP, 10 MCF, i polsi, 2 IF 1° dito del piede, dalla 2ª alla 5ª MTF)

---

pari a 200. Lo score proliferativo tiene conto della neoproduzione ossea tipica dell'artrite psoriasica ed è compreso fra 0 e 4 (Tabella 13.2), con un punteggio massimo compreso fra 0 e 160.

I due singoli score vengono sommati per ottenere un punteggio variabile fra 0 e 360.

METODO DI WASSENBERG-FISCHER

Recentemente Wassenberg e Fischer-Kahle hanno proposto un metodo per la valutazione delle lesioni osteo-articolari tipiche dell'artrite psoriasica a livello dello scheletro appendicolare, che punteggia separatamente le erosioni e la proliferazione ossea. Lo score per le erosioni tiene conto della quota di superficie articolare distrutta, con un punteggio compreso fra 0 e 5 (Tabella 13.3). Lo score proliferativo tiene conto della neoformazione ossea paraarticolare, irregolare, mal definita, con aspetto a "spicola", la periostite e l'ispessimento metafisario e diafisario e l'allargamento dell'osso (comparato con il lato opposto o con le radiografie al basale) ed è compreso fra 0 e 4 (Tabella 13.3). Sia per lo score erosivo che per quello proliferativo vengono valutate 40 articolazioni delle mani e dei piedi (8 IFD, 2 IF 1° dito, 8 IFP, 10 MCF, i polsi, 2 IF 1° dito del piede, dalla 2ª alla 5ª MTF bilateralmente), con uno score compreso fra 0 e 200 per le erosioni e fra 0 e 160 per la proliferazione ossea.

Tabella 13.3 Score radiologico di Wassenberg

---

*Erosioni**

0   normale

1   una o più definite erosioni con interruzione della superficie corticale >1 mm con distruzione della superficie articolare <10%

2   una o più erosioni con distruzione della superficie articolare dell'11%-25%

3   distruzione della superficie articolare del 26%-50%

4   distruzione della superficie articolare del 51%-75%

5   totale distruzione della superficie articolare (>75%) o anchilosi ossea

*Proliferazione***

0   normale

1   proliferazione ossea di 1-2 mm o crescita ossea <25% della superficie originale

2   proliferazione ossea di 2-3 mm o crescita ossea del 26%-50% della superficie originale

3   proliferazione ossea >3 mm o crescita ossea >50% della superficie originale

4   anchilosi ossea

---

*40 articolazioni delle mani e dei piedi (8 IFD, 2 IF 1° dito, 8 IFP, 10 MCF, i polsi, 2 IF 1° dito del piede, dalla 2ª alla 5ª MTF) con uno score da 0-200; **40 articolazioni delle mani e dei piedi (8 IFD, 2 IF 1° dito, 8 IFP, 10 MCF, i polsi, 2 IF 1° dito del piede, dalla 2ª alla 5ª MTF) con uno score da 0-160

RISONANZA MAGNETICA

Come per la radiologia convenzionale, anche in RM sono stati proposti diversi metodi di *scoring* per la valutazione delle lesioni acute e croniche sia a livello del rachide che delle articolazioni sacro-iliache.

METODO DI BRAUN Recentemente, Braun et al. hanno proposto e validato un metodo di scoring che prevede la valutazione delle lesioni acute (l'edema osseo midollare, l'enhancement contrastografico e le erosioni) e delle lesioni croniche (la sclerosi, le erosioni, i sindesmofiti, la fusione parziale e l'anchilosi) a livello del rachide e delle articolazioni sacro-iliache. Per il rachide, lo score è compreso fra 0 e 6 sia per le lesioni acute (*activity score*: ASspiMRI-a) che per quelle croniche (*cronicity score*: ASspiMRI-c) (Tabella 13.4).

Viene punteggiato l'intero rachide, da C2 a S1, utilizzando la suddivisione in unità vertebrali proposta nel *Berlin score*, per un totale di 23 unità vertebrali. Il punteggio per le lesioni acute e croniche viene assegnato a ciascuna unità vertebrale, con un valore massimo di 138 sia per l'*activity score* che per il *cronicty score* (Fig. 13.3).

Per le articolazioni sacro-iliache il metodo prevede uno score compreso fra 0 e 3 per le lesioni acute (*activity score*) e fra 0 e 4 per quelle croniche (*cronicity score*) (Tabella 13.5). Questi metodi hanno dimostrato una buona affidabilità, in termini di concordanza intra ed inter-osservatore, specialmente per l'activity score.

Tabella 13.4 Score per la valutazione RM delle lesioni a livello del rachide, acute (ASspiMRI-a) e croniche (ASspiMRI-c)

Score lesioni acute (activity score)

0   normale, nessuna lesione

1   lieve enhancement contrastografico ed edema osseo interessante ≤25% di una unità vertebrale

2   edema osseo di moderata entità, interessante ≤50% di una unità vertebrale

3   edema osseo di severa entità, interessante >50% di una unità vertebrale

4   edema osseo e erosioni interessanti ≤25% di una unità vertebrale

5   edema osseo e erosioni interessanti ≤50% di una unità vertebrale

6   edema osseo e erosioni interessanti >50% di una unità vertebrale

Score lesioni croniche (cronicity score)

0   normale, nessuna lesione

1   sclerosi di lieve entità/dubbie lesioni di rilevante importanza

2   sclerosi/squadramento dei corpi vertebrali/irregolarità dei margini dei corpi vertebrali/possibili sindesmofiti

3   uno o due sindesmofiti/piccole erosioni

4   più di due sindesmofiti/severe erosioni

5   ponti vertebrali

6   fusione veretebrale

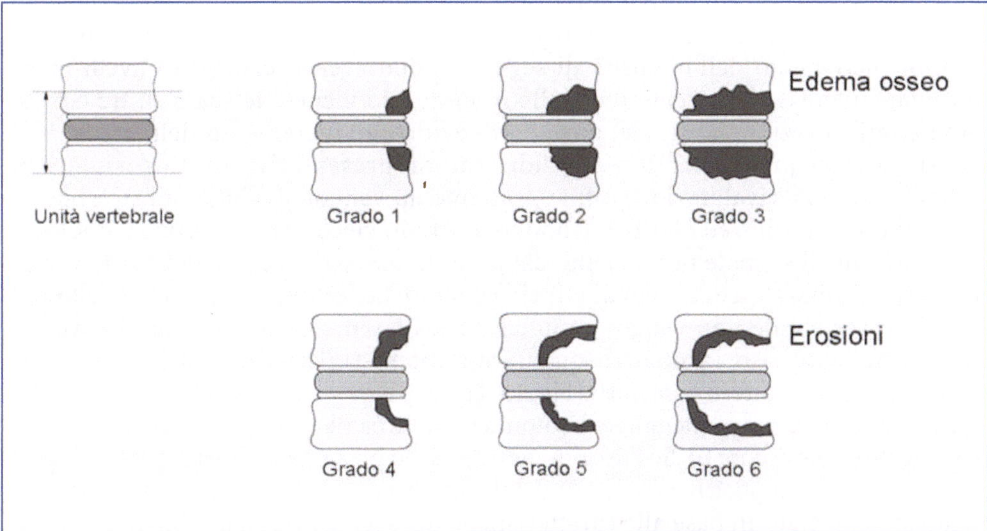

Fig. 13.3 Unità vertebrale e score per le lesioni acute in risonanza magnetica a livello del rachide, secondo il metodo proposto da Braun

Tabella 13.5 Score di attività e di cronicità in RM per le articolazioni sacro-iliache

---

Score lesioni acute (activity score)

Enhancement <25%	0 (normale)
Enhancement 30%-80%	A (sacroileite di moderata entità)
Enhancement >80%	B (sacroileite severa)

Score lesioni croniche (cronicity score)

0   normale, nessuna lesione
1   piccole erosioni mal definite
2   ≤2 erosioni, sclerosi
3   >2 erosioni, anchilosi inferiore ad 1/4
4   anchilosi

Metodo di SPARCC Il secondo metodo per la valutazione delle lesioni acute evidenziabili in RM, a livello del rachide e delle articolazioni sacro-iliache, è quello recentemente proposto e validato dal gruppo di ricerca canadese per le spondiloartriti (*Spondyloarthritis Research Consortium Canada*: SPARCC). Tale metodo semplificato si basa principalmente sulla valutazione dell'edema midollare osseo. A livello del rachide i punteggi vengono assegnati sulle sequenze STIR, mentre le sequenze spin-echo T1 vengono incluse come riferimento anatomico. Infatti, lo score viene conteggiato esclusivamente sulle scansioni sagittali STIR e valutato in base all'incremento dell'intensità di segnale, compatibile con l'aumento del contenuto di acqua. Dopo aver acquisito l'intero rachide, il punteggio viene effettuato esclusivamente su 6 livelli, o unità discovertebrali (definita come la porzione rachidea compresa fra 2 linee immaginarie che sezionano due vertebre contigue secondo un piano assiale passante per il centro del corpo vertebrale), selezionati in base al maggior incremento dell'intensità di segnale. Dopo aver selezionato i livelli maggiormente interessati, per ciascun livello il punteggio viene effettuato su tre consecutivi strati in sezione sagittale, dove è più evidente l'incremento dell'intensità di segnale alla sequenza STIR e quindi più rappresentativi di flogosi attiva. Ovviamente, nella rivalutazione a fine trattamento vengono valutati gli stessi livelli del primo controllo, ed i lettori debbono essere in cieco per "sequenza cronologica" dell'esame. Il segnale proveniente dal midollo osseo del centro del corpo vertebrale viene utilizzato come segnale di riferimento. Le lesioni osservate a livello del disco intervertebrale non vengono punteggiate. Ciascun livello o unità discovertebrale viene suddiviso in quattro quadranti: antero-superiore; postero-superiore; postero-inferiore; antero-inferiore (Fig. 13.4).

L'assegnazione del punteggio è dicotomico: **SI** (area di ipersegnale=score 1) o **NO** (segnale normale=score 0). Se l'area di ipersegnale è presente su tutti e quattro i quadranti, il punteggio positivo (score 4) del livello discovertebrale può essere ulteriormente incrementato in base alle caratteristiche del segnale (segnale "intenso"=+1) e dell'estensione (lesione "profonda"=+1) dell'area di edema. Pertanto, il punteggio di ciascun livello discovertebrale può variare da score 0 (normale) a 1, 2, 3, …, fino ad

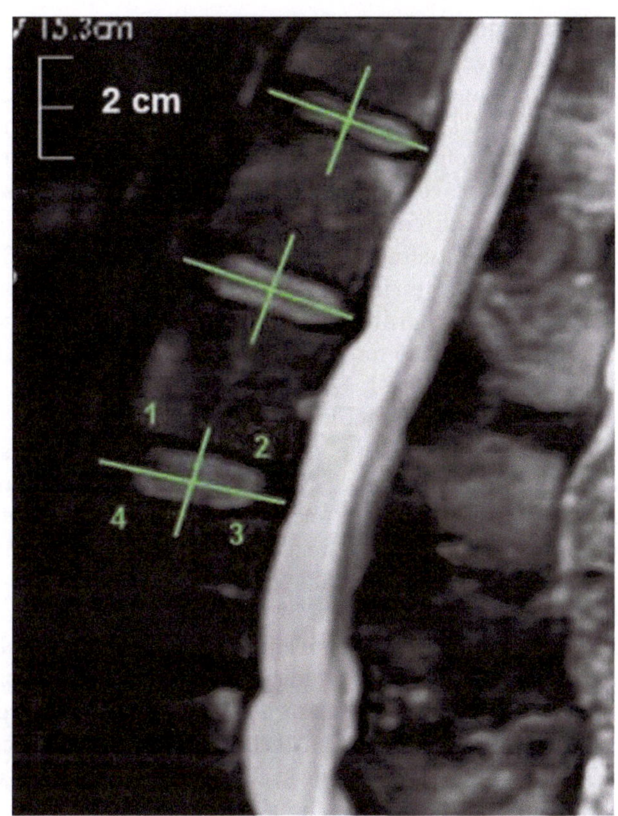

Fig. 13.4 Rappresentazione schematica della suddivisione in quadranti di ciascun livello o unità disco-vertebrale secondo il metodo di SPARCC, per il rachide

un massimo di score 6 (quando su ognuno dei quadranti è presente una lesione intensa e profonda). La ponderazione viene eseguita su 6 livelli discovertebrali di ognuna delle 3 sezioni sagittali.

Nel particolare, i parametri valutati con tale sistema sono i seguenti:

1. **Incrementata intensità di segnale, espressione della presenza di edema osseo.** Questo parametro viene punteggiato in ciascuno dei quattro quadranti in cui viene suddiviso ogni livello discovertebrale. La presenza dell'incremento dell'intensità di segnale in ciascun quadrante viene punteggiata su ciascuno dei 3 strati in sagittale. Il massimo score per ciascun livello discovertebrale è pari a 4 per ogni strato, a 12 sul totale dei 3 strati e, quindi, considerando i 6 livelli, lo score massimo è pari a 12×6=72.
2. **"Intensità" dell'edema osseo.** Uno score per l'intensità viene assegnato a ciascun livello discovertebrale per ognuno dei 3 strati, prendendo come riferimento il segnale proveniente dal liquido cerebrospinale. Lo score di 1 viene assegnato soltanto se il segnale "intenso" è presente in ognuno dei quadranti di ciascun livello discovertebrale. Pertanto il massimo score per ciascun livello è pari a 1 per ogni strato, a 3 sul totale dei 3 strati e, quindi considerando i 6 livelli, lo score massimo è pari a 18.

3. **"Profondità" dell'edema osseo.** Una lesione viene considerata come "profonda" se un omogeneo ed inequivocabile incremento dell'intensità del segnale si estende per almeno 1 cm in profondità rispetto alla limitante somatica. Lo score di 1 viene assegnato soltanto se un segnale "profondo" viene osservato in ognuno dei quadranti di ciascun livello discovertebrale. Pertanto, il massimo score per ciascun livello discovertebrale è pari a 1 per ogni strato, a 3 sul totale delle 3 sezioni sagittali e, quindi, considerando i 6 livelli lo score massimo è pari a 18.
Lo score massimo complessivo è pari a 72+18+18=108.

Tale metodo è risultato di facile utilizzo, riproducibile e responsivo. Inoltre, la valutazione di 6 unità discovertebrali, anziché 23, come proposto originariamente da Braun, fa sì che i tempi di lettura siano dimezzati (da 20-30 minuti a 10-15 minuti).

Così come per il rachide, tale metodo è impiegato anche per le articolazioni sacroiliache con valutazione dell'incremento dell'intensità di segnale, espressione di edema midollare osseo e di flogosi attiva. Viene acquisito un pacchetto di immagini in sezione coronale (*spin-echo* T1 e STIR) ed il punteggio viene ricavato su 6 strati consecutivi (di norma gli strati 4-9), ritenuti più rappresentativi ed includenti gran parte del comparto sinoviale dell'articolazione sacro-iliaca. Anche per le sacroiliache la valutazione viene effettuata esclusivamente sulle sequenze STIR, mentre le sequenze SE T1 sono incluse come riferimento anatomico. Nel *follow-up* dopo terapia è fondamentale che lo score venga effettuato sugli stessi strati del controllo basale. Le lesioni vengono punteggiate a livello della porzione iliaca, mentre del sacro viene valutata solo la porzione esterna rispetto ai fori sacrali. Il segnale, proveniente dal midollo osseo della regione sacrale-interforaminale, viene preso come riferimento di normalità per valutare la soglia di aumentata intensità di segnale nell'osso iuxta-articolare. Ciascuna articolazione sacro-iliaca viene suddivisa in quattro quadranti: porzione superiore dell'osso iliaco; porzione superiore del sacro; porzione inferiore del sacro; porzione inferiore dell'osso iliaco (Fig. 13.5).
I parametri valutati sono i seguenti:

1. **Incrementata intensità di segnale, espressione della presenza di edema osseo.** Lo score per l'edema osseo midollare viene punteggiato in ogni quadrante delle due articolazioni sacro-iliache per ciascun strato in sezione coronale. Pertanto, lo score massimo per l'edema midollare osseo per le due articolazioni sacro-iliache in ciascuno strato è pari a 8 e il massimo score per i 6 strati è pari a 48.

2. **"Intensità" dell'edema osseo.** Uno score di "intensità" viene assegnato a ciascuna articolazione sacro-iliaca su ogni strato. L'alta intensità di segnale, proveniente dai flussi lenti dei vasi presacrali, viene preso come riferimento per assegnare lo score di tale lesioni a livello dell'osso. Lo score di 1 viene assegnato se un segnale "intenso" viene osservato in ogni quadrante di ciascuna articolazione sacro-iliaca, su un singolo strato. Il massimo score per ciascuno strato è, quindi, pari a 2 per le due articolazioni sacro-iliache e il massimo score per i 6 strati è pari a 12.

3. **"Profondità" dell'edema osseo.** Uno score di "profondità" viene assegnato a ciascuna articolazione sacro-iliaca su ogni strato. Una lesione viene valutata come "profonda" se un omogeneo ed inequivocabile incremento dell'intensità del segnale si estende per almeno 1 cm in profondità rispetto alla superficie articolare. Lo score di 1 viene assegnato se un segnale "profondo" viene osservato in ogni

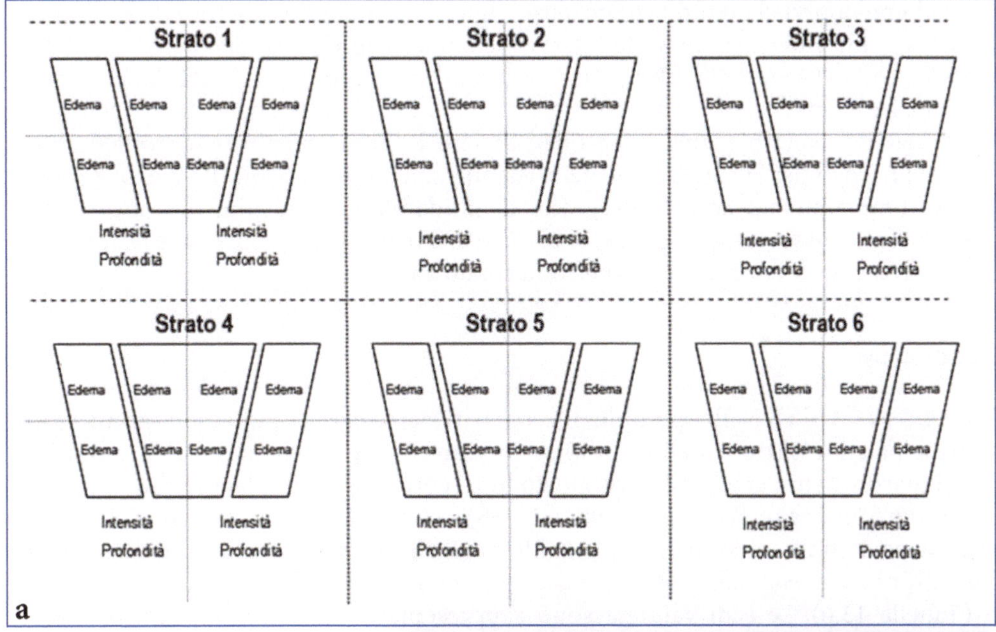

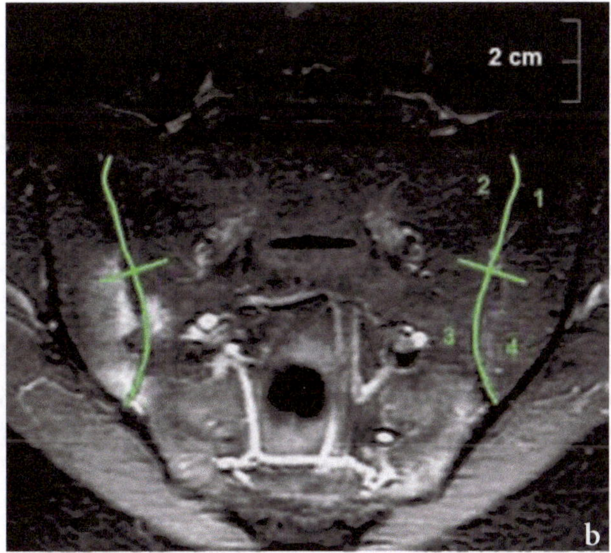

Fig. 13.5a,b Rappresentazione schematica della suddivisione in quadranti, secondo il metodo di SPARCC, per le articolazioni sacro-iliache

quadrante di ciascuna articolazione sacro-iliaca, su un singolo strato. Il massimo score per ciascun strato è, quindi, pari a 2 per le due articolazioni sacro-iliache e il massimo score per i 6 strati è pari a 12.

Lo score massimo complessivo del metodo a livello delle articolazioni sacro-iliache è pari a 48+12+12=72. Tale metodo si è dimostrato rapido (5-10 minuti per la lettura), di facile utilizzo, riproducibile e responsivo.

Sebbene non vi sia unanime consenso riguardo il metodo migliore da utilizzare, gli organismi internazionali dell'*Assessments in Ankylosing Spondylitis* (ASAS) *Working Group* (ASAS)/OMERACT riconoscono la maggiore sensibilità dei metodi di *scoring* che valutano le lesioni acute, sia a livello del rachide che delle articolazioni sacro-iliache, rispetto a quelli che quantificano il danno strutturale cronico. Fra i metodi proposti per la valutazione delle lesioni acute, solo l'ASspiMRI-a e lo SPARCC hanno dimostrato un accettabile grado di affidabilità, in termini di concordanza inter- ed intra-osservatore e di responsività. Per i metodi che valutano le lesioni croniche, invece, solo l'ASspiMRI-c si è confermato valido.

ECOGRAFIA

METODO DI GUESS Nelle spondiloentesoartriti sieronegative l'ultrasonografia trova la principale indicazione nello studio dello scheletro appendicolare e delle entesi. A tale riguardo, Balint et al. hanno proposto uno score ecografico, denominato *Glasgow Ultrasound Enthesitis Scoring System* (GUESS), che prevede la valutazione delle lesioni evidenziabili in corso di entesite, quali la borsite, l'erosione ossea, l'ispessimento dei tendini e dei legamenti e la formazione dell'entesofita, a livello degli arti inferiori (Tabella 13.6). Le sedi valutate sono rappresentate dal margine superiore della rotula (sede di inserzione del tendine del muscolo quadricipite femorale), il margine inferiore della rotula (sede di inserzione del legamento rotuleo), la tuberosità tibiale (sede di inserzione del legamento rotuleo), il margine superiore del calcagno (sede di inserzione del tendine di Achille) ed il margine inferiore del calcagno (sede di inserzione dell'aponeurosi plantare). La valutazione del ginocchio viene fatta con il paziente in posizione supina, con le ginocchia flesse a 30°, mentre la valutazione a livello del calcagno viene fatta con il paziente in posizione prona, con i piedi sporgenti dal lettino, flessi a 90°. La borsite viene definita come una formazione ben circoscritta, anecogena o ipoecogena, localizzata nella sede anatomica della borsa, compressibile alla pressione del trasduttore. La borsa viene misurata in longitudinale ed assiale (le dimensioni normali della borsa sono <2 mm in scansione assiale). L'erosione ossea viene definita come un'interruzione della corticale, con un difetto del contorno osseo, mentre l'entesofita viene definito come una prominenza del normale contorno osseo. L'ispessimento dei legamenti, delle aponeurosi e dei tendini viene valutato nel punto di massimo spessore, prossimalmente rispetto all'inserzione ossea.

METODO DI SCORE SECONDO D'AGOSTINO

Più recentemente, D'Agostino et al. hanno proposto una classificazione delle entesiti in 5 stadi (Tabella 13.7), in accordo alle diverse combinazioni delle alterazioni evidenziabili in B-mode ed al power Doppler.

Tabella 13.6 *Glasgow Ultrasound Enthesitis Scoring System* (GUESS)

Margine superiore della rotula – entesi del tendine del muscolo quadricipite femorale
    Spessore del tendine del muscolo quadricipite femorale ≥6,1 mm
    Borsite sovrarotulea
    Erosione a livello del margine superiore della rotula
    Entesofita a livello del margine superiore della rotula
Margine inferiore della rotula – entesi prossimale del legamento rotuleo
    Spessore del legamento rotuleo ≥4 mm
    Erosione a livello del margine inferiore della rotula
    Entesofita a livello del margine inferiore della rotula
Tuberosità tibiale – entesi distale del legamento rotuleo
    Spessore del legamento rotuleo ≥4 mm
    Borsite infrarotulea
    Erosione a livello della tuberosità tibiale
    Entesofita a livello della tuberosità tibiale
Margine superiore del calcagno – entesi del tendine di Achille
    Spessore del tendine di Achille ≥5,29 mm
    Borsite retrocalcaneare
    Erosione a livello del margine posteriore del calcagno
    Entesofita a livello del margine posteriore del calcagno
Margine inferiore del calcagno – entesi dell'aponeurosi plantare
    Spessore dell'aponeurosi plantare ≥4,4 mm
    Erosione a livello del margine inferiore del calcagno
    Entesofita a livello del margine inferiore del calcagno

Ciascun parametro viene punteggiato come 1 e lo score totale per entrambi gli arti inferiori è pari a 36

Tabella 13.7 Classificazione delle entesiti in B-mode e al power Doppler

Stadio 1   vascolarizzazione alla giunzione corticale, in assenza di alterazioni ecostrutturali evidenziabili in B-mode

Stadio 2a vascolarizzazione, associata a tumefazione e/o ridotta ecogenicità alla giunzione corticale in B-mode

Stadio 3a come lo stadio 2a, più erosioni dell'osso corticale e/o calcificazione all'entesi e borsite associata

Stadio 2b alterazioni ecostrutturali evidenziabili in B-mode come lo stadio 2a, ma senza vascolarizzazione

Stadio 3b alterazioni ecostrutturali evidenziabili in B-mode come lo stadio 3a, ma senza vascolarizzazione

14 SPONDILOENTESOARTRITI SIERONEGATIVE

TERAPIA E IMAGING FOLLOW-UP

IGNAZIO OLIVIERI, ENRICO SCARANO, SALVATORE D'ANGELO

TERAPIA

Il trattamento delle SpA in generale si basa sull'associazione di farmaci diversi ed include di norma un antinfiammatorio non steroideo ed un trattamento immuno-soppressore cosiddetto "di fondo" o "modificante l'evoluzione della malattia". In questa classe di farmaci sono inclusi sulfasalazina, ciclosporina, metotressato e leflunomide. Questi ultimi non hanno, comunque, un ruolo centrale come nell'AR.

In epoca più recente, sono entrati nell'armamentario terapeutico altri farmaci modificanti l'evoluzione della malattia raggruppati sotto il termine di farmaci biologici che presentano un'azione anti-TNFα (Infliximab, Adalimumab, Etanercept). Questi farmaci presentano una notevole efficacia sui sintomi ed i segni delle SpA e, se somministrati precocemente ed in maniera continuativa, hanno dimostrato di impedire o ritardare l'evoluzione del danno radiologico.

IMAGING FOLLOW-UP

L'imaging, soprattutto l'eco power Doppler e la RM basale e dinamica, hanno oggi trovato un nuovo spazio nel monitoraggio della risposta terapeutica ai nuovi farmaci (anti-TNFα).

Studi controllati sulla SA hanno dimostrato che i farmaci anti-TNF sono in grado di sopprimere l'edema osseo e l'impregnazione patologica presente a livello delle articolazioni sacro-iliache e dei corpi vertebrali e di ostacolare la progressione del danno radiologico evidenziabile dalla radiologia tradizionale. Nella pratica clinica pertanto un paziente con SA, sottoposto a terapia con farmaci biologici dovrebbe essere monitorato non solo dal reumatologo ma anche con l'esecuzione periodica della RM (Fig. 14.1).

Nella AP i farmaci anti-TNFα sono in grado di rallentare l'evoluzione del danno radiologico evidenziabile con la radiologia convenzionale a livello delle articolazioni periferiche.

Per quanto riguarda l'entesite periferica, questi farmaci possono dare risultati positivi nei casi refrattari alla terapia tradizionale: pazienti con edema osseo alla RM hanno mostrato miglioramenti clinici importanti dopo alcuni mesi di terapia.

L'eco power Doppler e la RM evidenziano una riduzione importante e progressi-

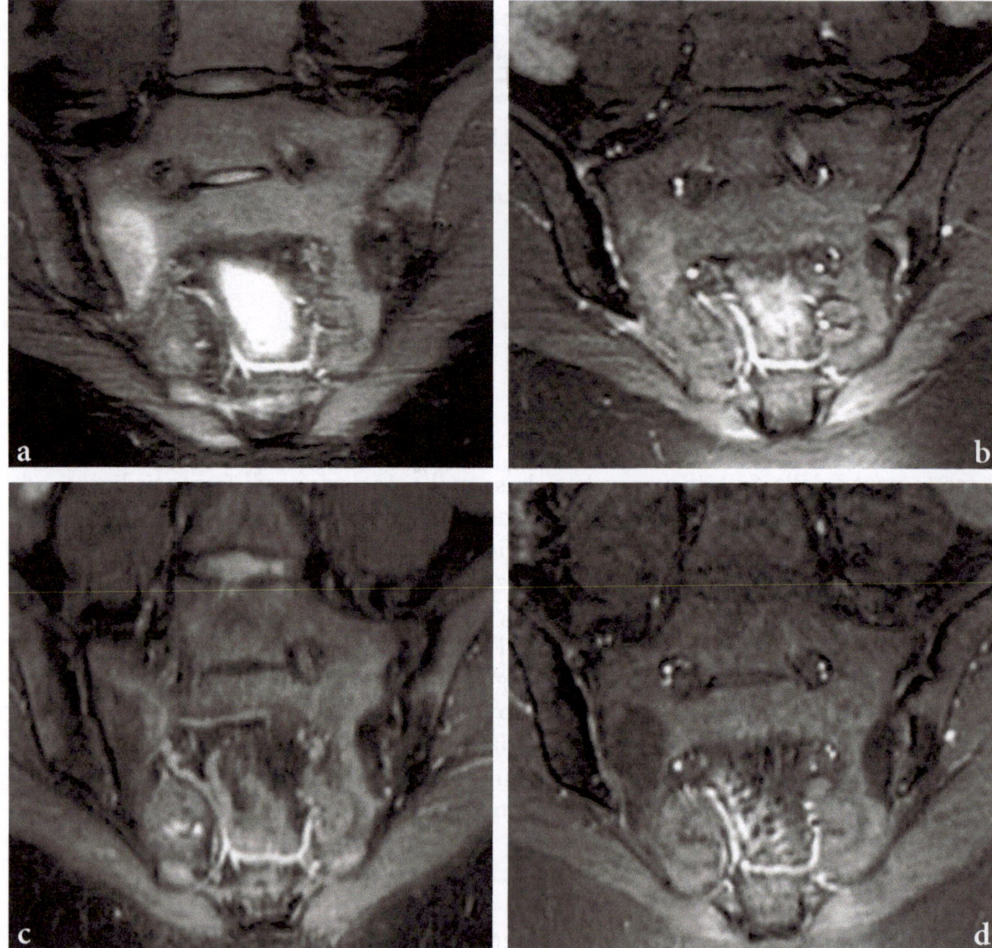

Fig. 14.1a-d a,b Immagini in proiezione paracoronale del sacro, T2 STIR e T1GRE fat sat dopo MdC: edema osseo subcondrale del sacro a destra con impregnazione dopo MdC. **c,d** Dopo terapia con anti-TNF le stesse sequenze mostrano una sostituzione del tessuto infiammatorio, iperintenso, con tessuto fibro-sclerotico, ipointenso in entrambe le sequenze e senza impregnazione dopo MdC

va dell'edema osseo, della tumefazione flogistica dell'inserzione tendinea e della borsite adiacente. La terapia di solito è interrotta solo quando si dimostra un'importante riduzione o la scomparsa dei reperti suddetti. Alla sospensione del trattamento i pazienti di solito non hanno recidive (Fig. 14.2).

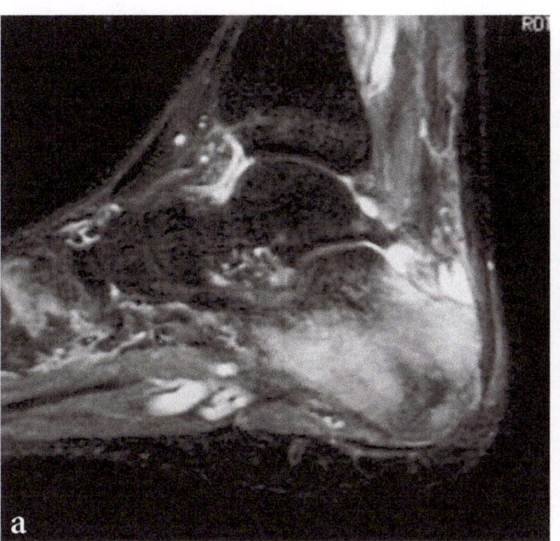
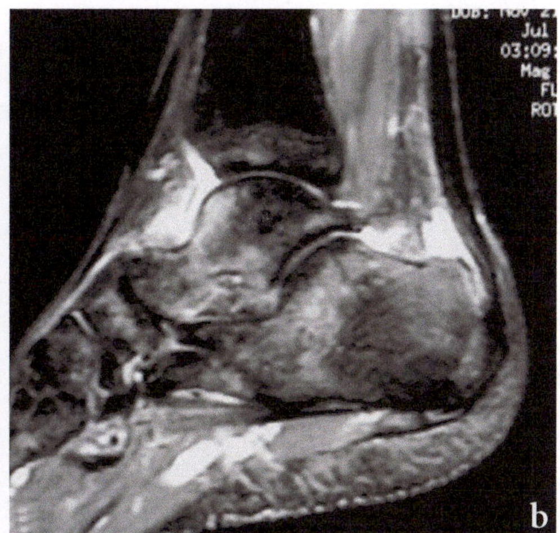
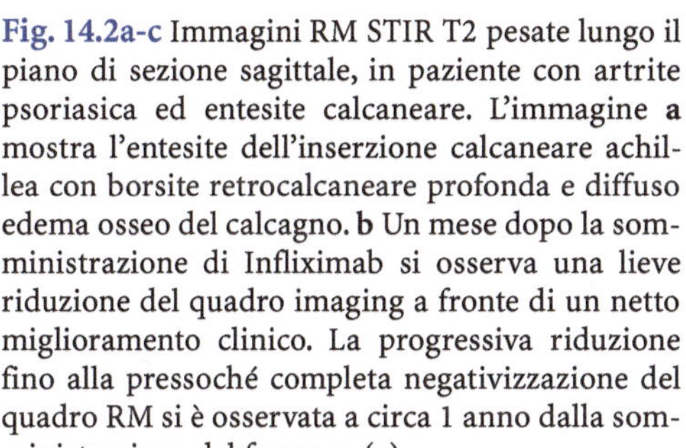
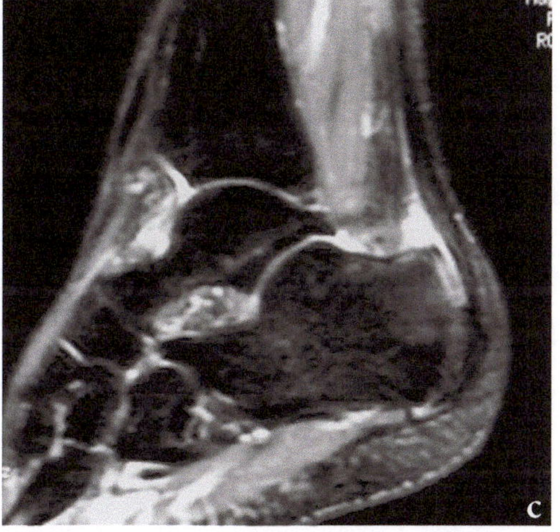

Fig. 14.2a-c Immagini RM STIR T2 pesate lungo il piano di sezione sagittale, in paziente con artrite psoriasica ed entesite calcaneare. L'immagine **a** mostra l'entesite dell'inserzione calcaneare achillea con borsite retrocalcaneare profonda e diffuso edema osseo del calcagno. **b** Un mese dopo la somministrazione di Infliximab si osserva una lieve riduzione del quadro imaging a fronte di un netto miglioramento clinico. La progressiva riduzione fino alla pressoché completa negativizzazione del quadro RM si è osservata a circa 1 anno dalla somministrazione del farmaco (**c**)

LETTURE CONSIGLIATE

PARTE I
ARTRITE REUMATOIDE

Arnett FC, Edworthy SM, Bloch DA (1988) The American Rheumatism Association 1987 revised criteria for the classification of rheumatoid arthritis. Arthritis Rheum 31:315–324

Backhaus M, Kamradt T, Sandrock D et al (1999) Arthritis of the finger joints: a comprehensive approach comparing conventional radiography, scintigraphy, ultrasound and CE magnetic resonance imaging. Arthritis Rheum 42:1232–1245

Bird P, Ejbjerg B, McQueen F et al (2003) OMERACT Rheumatoid Arthritis Magnetic Resonance Imaging Studies. Exercise 5: an international multicenter reliability study using computerized MRI erosion volume measurements. J Rheumatol 30:1380–1384

Brahme SK, Gundry CR, Resnick D (1990) Advanced imaging of the wrist. Radiol Clin North Am 28:307–320

Brahme SK, Resnick D (1991) Magnetic resonance imaging of the wrist. Rheum Dis Clin North Am 17:721–739

Brook A, Corbett M (1977) Radiographic changes in early rheumatoid disease. Ann Rheum Dis 36:71–73

Brown AK, Quinn MA, Karim Z, Conaghan PG et al (2006) Presence of significant synovitis in rheumatoid arthritis patients with disease-modifying antirheumatic drug-induced clinical remission. Arthritis Rheum 54:3761–3773

Chen P, Maklad N, Redwine M, Zelitt D (1997) Dynamic high resolution sonography of the carpal tunnel. AJR Am J Roentgenol 168:533–537

Cimmino MA, Innocenti S, Livrone F et al (2003) Dynamic gadolinium-enhanced magnetic resonance imaging of the wrist in patients with rheumatoid arthritis can discriminate active from inactive disease. Arthritis Rheum 48:1207–1213

Cimmino MA, Parodi M, Innocenti S et al (2005) Dynamic magnetic resonance of the wrist in psoriatic arthritis reveals imaging patterns similar to those of rheumatoid arthritis. Arthritis Res Ther 7:725–731

Conaghan P, Lassere M, Ostergaard M et al (2003) OMERACT Rheumatoid Arthritis Magnetic Resonance Imaging Studies. Exercise 4: an international multicenter longitudinal study using the RA–MRI Score. J Rheumatol 30:1376–1379

Corvetta A, Giovagnoni A, Baldelli S et al (1992) MR imaging of rheumatoid hand lesions: comparison with conventional radiology in 31 patients. Clin Exp Rheumatol 10:217–222

Filippucci E, Farina A, Carotti M et al (2004) Grey scale and power Doppler sonographic changes induced by intra–articular steroid injection treatment. Ann Rheum Dis 63:740–743

Filippucci E, Farina A, Salaffi F, Grassi W (2003) Le erosioni invisibili. Reumatismo 55:52–55

Filippucci E, Iagnocco A, Salaffi F et al (2006) Power Doppler sonography monitoring of synovial perfusion at wrist joint in rheumatoid patients treated with adalimumab. Ann Rheum Dis 65:1433–1437

Fiocco U, Ferro F, Cozzi L et al (2003) Contrast medium in power Doppler ultrasound for assessment of synovial vascularity: comparison with arthroscopy. J Rheumatol 30:2170–2176

Firenstein GS (2003) Evolving concepts of rheumatoid arthritis. Nature 423:356–361

Gardner DL (1978) Pathology of rheumatoid arthritis. Edimburgh Churchill Livingstone, Edimburgh

Garlaschi G, Silvestri E, Satragno L, Cimmino MA (2002) The rheumatoid hand: diagnostic imaging. Springer, Heidelberg, Berlin, Milan

Genant HK (1983) Methods of assessing radiographic changes in rheumatoid arthritis. Am J Med 75:35–47

Genant HK, Jiang Y, Peterfy C et al (1998) Assessment of rheumatoid arthritis using a modified scoring method on digitized and original radiographs. Arthritis Rheum 41:1583–1590

Grassi W, De Angelis R, Lamanna G, Cervini C (1998) The clinical features of rheumatoid arthritis. Eur J Radiol 27:18–24

Grassi W, Filippucci E (2003) Is power Doppler sonography the new frontier in therapy monitoring? Clin Exp Rheumatol 21:424–428

Grassi W, Filippucci E (2007) Ultrasonography and the rheumatologist. Curr Opin Rheumatol 19:55–60

Grassi W, Filippucci E, Farina A et al (2001) Ultrasonography in the evaluation of bone erosions. Ann Rheum Dis 60:98–103

Jevtic V, Watt I, Rozman B et al (1995) Use of contrast–enhanced MRI in the assessment of therapeutic response to a disease–modifying antirheumatic drug. Case study. Br J Rheum 34:956–959

Kaarela K, Kautiainen H (1997) Continuos progression of radiological destruction in sieropositive rheumatoid arthritis. J Rheumatol 24:1285–1287

Koski JM, Anttila P, Hamalainen M et al (1990) Hip joint ultrasonography: correlation with intra–articular effusion and synovitis. Br J Rheum 29:189

Larsen A, Thoen J (1987) Hand radiographic of 200 patients with rheumatoid arthritis repeated after an interval of one year. Scand J Rheumatol 16:395–401

Lassere M, McQueen F, Ostergaard M et al (2003) OMERACT Rheumatoid Arthritis Magnetic Resonance Imaging Studies. Exercise 3: an international multicenter reliability study using the RA–MRI Score. J Rheumatol 30:1366–1375

Lee J, Lee SK, Suh JS et al (1997) Magnetic resonance imaging of the wrist in defining remission of rheumatoid arthritis. J Rheumatol 24:1303–1308

Link TM, Bongertz GM, Böger K et al (1996) Einsatz von Gadoteridol in der MR-Diagnostik rheumatoider Gelenkveränderungen. Radiologe 36:141–147

Martino F (2005) Malattie reumatiche. In: Faletti C, Masciocchi C (eds) Trattato di diagnostica per immagini nella patologia muscoloscheletrica. UTET, Torino, pp. 285–478

Martino F, Silvestri E, Grassi W, Garlaschi G (2006) Musculoskeletal sonography: technique, anatomy, semeiotics and pathological findings in rheumatic disease. Springer, Heidelberg, Berlin, Milan

Mc Queen FM, Crabbe J, Stewart N et al (2004) Dynamic gadolinium-enhanced magnetic resonance imaging of the wrist in patients with rheumatoid arthritis: comment on the article by Cimmino et al. Arthritis Rheum 50:674–676

Mc Queen FM, Stewart N, Crabbe J et al (1998) Magnetic resonance imaging of the wrist in early rheumatoid arthritis reveals a high prevalence of erosions at four months after symtom onset. Ann Rheum Dis 57:350–356

McGonagle D, Green MJ, Proudman S et al (1997) The majority of patients with rheumatoid arthritis have erosive disease at presentation when MRI of the dominant hand is employed. Br J Rheumatol 36(Suppl 1):121

McQueen F, Lassere M, Edmonds J et al (2003) OMERACT Rheumatoid Arthritis Magnetic Resonance Imaging Studies. Summary of OMERACT 6 MR Imaging Module. J Rheumatol 30:1387–1392

McQueen FM, Stewart N, Crabbe J et al (1999) Magnetic resonance imaging of the wrist in early rheumatoid arthritis reveals progression of erosions despite clinical improvement. Ann Rheum Dis 58:156–163

Meske S, Friedburg H, Hennig J et al (1990) Rheumatoid arthritis lesions of the wrist examined by rapid gradient-echo magnetic resonance imaging. Scand J Rheumatol 19:235–238

Nakahara N, Uetani M, Hayashi K et al (1996) Gadolinium-enhanced MR imaging of the wrist in rheumatoid arthritis: value of fat suppression pulse sequences. Skeletal Radiol 25:639–647

Naredo E, Bonilla G, Uson J et al (2005) Assessment of inflammatory activity in rheumatoid arthritis: a comparative study of clinical evaluation with grey scale and power Doppler ultrasonography. Ann Rheum Dis 64:375–381

Newman JS, Laing TJ, McCarthy CJ, Adler RS (1996) Power Doppler sonography of synovitis: assessment of therapeutic response – preliminary observations. Radiology 198:582–584

Ostendorf B, Scherer A, Modder U, Schneider M (2004) Diagnostic value of magnetic resonance imaging of the forefeet in early rheumatoid arthritis when findings on imaging of the metacarpophalangeal joints of the hands remain normal. Arthritis Rheum 50:2094–2102

Østergaard M, Conaghan P (2005) The EULAR–OMERACT rheumatoid arthritis MRI reference image atlas. Ann Rheum Dis 64(suppl I):i3–i55

Østergaard M, Gideon P, Sorensen K et al (1995) Scoring of synovial membrane hypertrophy and bone erosions by MR imaging in clinically active and inactive rheumatoid arthritis of the wrist. Scand J Rheumatol 24:212–218

Ostergaard M, Peterfy C, Conaghan P et al (2003) OMERACT Rheumatoid Arthritis Magnetic Resonance Imaging Studies. Core set of MRI acquisitions, joint pathology definitions, and the OMERACT RA-MRI scoring system. J Rheumatol 30:1385–1386

Pierre-Jerome C, Bekkelund SI, Mellgren SI et al (1997) The rheumatoid wrist: bilateral MR analysis of the distribution of rheumatoid lesions in axial plan in a female population. Clin Rheumatol 16:80–86

Rau R, Herborn G (1995) A modified version of Larsen's scoring method to assess radiologic changes in rheumatoid arthritis. J Rheumatol 22:1976–1982

Reinhardt M, Fritzsch T (1998) Caratteristiche e applicazioni: attualità e prospettive. Radiol Med 95(Suppl 1):1–5

Resnick D (1976) Rheumatoid arthritis of the wrist. The compartmental approach. Med Radiogr Photogr 52:50

Resnick D (1995) Diagnosis of bones and joints disorders. WB Saunders Company, Philadelphia

Ribbens C, Andre B, Marcelis S et al (2003) Rheumatoid hand joint synovitis: gray-scale and power Doppler US quantifications following anti-tumor necrosis factor-alpha treatment: pilot study. Radiology 229:562–569

Rominger MB, Bernreuter WK, Kenney PJ et al (1993) MR Imaging of the hands in early rheumatoid arthritis: preliminary results. Radiographics 13:37–46

Rubin JM, Bude RO, Carson PL et al (1994) Power Doppler: a potentially useful alternative to mean-frequency based color Doppler sonography. Radiology 190:853–856

Salaffi F, Ferraccioli GF, Peroni M et al (1994) Progression of erosion and joint space narrowing scores in rheumatoid arthritis assessed by nonlinear models. J Rheumatol 21:1626–1630

Scheel AK, Hermann K-GA, Kahler E et al (2005) A novel ultrasonographic synovitis scoring system suitable for analyzing finger joint inflammation in rheumatoid arthritis. Arthritis Rheum 52:733–743

Schirmer C, Scheel AK, Althoff CE et al (2007) Diagnostic quality and scoring of synovitis, tenosynovitis and erosions in low-field MRI of patients with rheumatoid arthritis: a comparison with conventional MRI. Ann Rheum Dis 66:522–529

Sharp JT (1989) Scoring radiographic abnormalities in rheumatoid arthritis. J Rheumatol 16:568–569

Sharp JT, Young DY, Bluhm GB et al (1985) How many joints in the hands and wrists should be included in a score of radiologic abnormalities used to assess rheumatoid arthritis? Arthritis Rheum 28:1326–1335

Silvestri E, Martinoli C, Derchi LE et al (1995) Echotexture of peripheral nerves: correlation between US and histologic findings and criteria to differentiate tendons. Radiology 197:291–296

Stone M, Bergin D, Whelan B et al (2001) Power Doppler ultrasound assessment of rheumatoid hand synovitis. J Rheumatol 28:1979–1982

Szkudlarek M, Court-Payen M, Jacobsen S et al (2003) Interobserver agreement in ultrasonography of the finger and toe joints in rheumatoid arthritis. Arthritis Rheum 48:955–962

Szkudlarek M, Court-Payen M, Strandberg C et al (2001) Power Doppler ultrasonography for assessment of synovitis in the metacarpophalangeal joints of patients with rheumatoid arthritis:a comparison with dynamic magnetic resonance imaging. Arthritis Rheum 44:2018–2023

Terslev L, Torp-Pedersen S, Qvistgaard E et al (2003) Effects of treatment with etanercept (Enbrel, TNRF: Fc) on rheumatoid arthritis evaluated by Doppler ultrasonography. Ann Rheum Dis 62:178–181

Tonolli-Serabian I, Poet JL, Dufour M et al (1996) Magnetic resonance imaging of the wrist in rheumatoid arthritis: comparison with other inflammatory joint diseases and control subjects. Clin Rheumatol 15:137–142

van der Heijde DM, van Riel PL, Nuver Zwart IH et al (1989) Effects of hydroxychloroquine and sulphasalazine on progression of joint damage in rheumatoid arthritis. Lancet 1:1036–1038

Wakefield RJ, Gibbon WW, Conaghan PG et al (2000) The value of sonography in the detection of bone erisions in patients with rheumatoid arthritis. Arthritis Rheum 43:2762–2770

Walther M, Harms H, Krenn V et al (2001) Correlation of power Doppler sonography with vascularity of the synovial tissue of the knee joint in patients with osteoarthritis and rheumatoid arthritis. Arthritis Rheum 44:331–338

Winalski CS, Palmer WE, Rosenthal DI, Weissman BN (1996) Magnetic resonance imaging of rheumatoid arthritis. Radiol Clin North Am 34:243–258

PARTE II
SPONDILOENTESOARTRITI SIERONEGATIVE

Abu–Shakra M, Gladman DD, Thorne JC et al (1995) Longterm methotrexate therapy in psoriatic arthritis: clinical and radiological outcome. J Rheumatol 22:241–245

Balint PV, Kane D, Wilson H et al (2002) Ultrasonography of entheseal insertions in the lower limb in spondyloarthropathy. Ann Rheum Dis 61:905–910

Baraliakos X, Hermann KG, Landewe R et al (2005) Assessment of acute spinal inflammation in patients with ankylosing spondylitis by magnetic resonance imaging: a comparison between contrast enhanced T1 and short tau inversion recovery (STIR) sequences. Ann Rheum Dis 64:1141–1144

Baraliakos X, Landewe R, Hermann KG et al (2005) Inflammation in ankylosing spondylitis: a systematic description of the extent and frequency of acute spinal changes using magnetic resonance imaging. Ann Rheum Dis 64:730–734

Bollow M, Braun J, Hamm B et al (1995) Early sacroiliitis in patients with spondyloarthropathy: evaluation with dynamic gadolinium-enhanced MR imaging. Radiology 194:529–536

Braun J, Bollow M, Eggens U et al (1994) Use of dynamic Magnetic Resonance imaging with fast imaging in the detection of early and advanced sacroiliitis in spondylarthropathy patients. Arthritis Rheum 37: 1039–1045

Braun J, Golder W, Bollow M et al (2002) Imaging and scoring in ankylosing spondylitis. Clin Exp Rheumatol 20(Suppl 28):S178–S184

Braun J, Baraliakos X, Golder W et al (2003) Magnetic resonance imaging examinations of the spine in patients with ankylosing spondylitis, before and after successful therapy with infliximab. Arthritis Rheum 48:1126–1136

Braun J, Baraliakos X, Golder W et al (2004) Analysing chronic spinal changes in ankylosing spondylitis: a systematic comparison of conventional x rays with magnetic resonance imaging using established and new scoring systems. Ann Rheum Dis 63:1046–1055

Calin A, Mackay K, Santos H, Brophy S (1999) A new dimension to outcome: application of the Bath Ankylosing Spondylitis Radiology Index. J Rheumatol 26:988–992

Cimmino MA, Parodi M, Innocenti S et al (2004) Dynamic magnetic resonance of the wrist in psoriatic arthritis reveals imaging patterns similar to those of rheumatoid arthritis. Arthritis Res Ther 7:R725–731

Creemers MC, Franssen MJ, van't Hof MA et al (2005) Assessment of outcome in ankylosing spondylitis: an extended radiographic scoring system. Ann Rheum Dis 64:127–129

D'Agostino MA, Said–Nahal R, Hacquard–Bouder C et al (2003) Assessment of peripheral enthesitis in the spondyloarthropaties by ultrasonography combined with power Doppler. Arthritis Rheum 48:523–533

D'Agostino MA, Olivieri I (2006) Enthesitis. Best Pract Res Clin Rheumatol 20:473–486

Dawes PT (1999) Stoke Ankylosing Spondylitis Spine Score. J Rheumatol 26:993–996

Dougados M, van der Linden S, Juhlin R et al (1991) The European Spondylarthropathy Study Group preliminary criteria for the classification of spondylarthropathy. Arthritis Rheum 34:1218–1227

Fiocco U, Cozzi F, Rubaltelli L et al (1996) Long-term sonographic follow-up of rheumatoid and psoriatic proliferative knee joint synovitis. Br J Rheumatol 35:155–163

Gladman DD (1990) Psoriatic arthritis. In: Khan MA (ed) Ankylosing spondylitis and related spondyloarthropathies. Spine: state of the art review. Hanley & Belfus, Inc, Philadelphia, pp 637–656

Jevtic V, Watt I, Rozman B et al (1995) Distinctive radiological features of small hand joints in rheumatoid arthritis and seronegative spondarthritis demonstrated by contrast-enhanced (Gd–DTPA) magnetic resonance imaging. Skeletal Radiol 24:351–355

Kane D, Greaney T, Bresnihan BE et al (1999) Ultrasonography in the diagnosis and management of psoriatic dactylitis. J Rheumatol 26:1746–1751

Kane D, Pathare S (2005) Early psoriatic arthritis. Rheum Dis Clin N Am 31:641–657

Lehtinen A, Taavitsainen M, Leirisalo–Repo M (1994) Sonographic analysis of enthesopathy in the lower extremities of patients with spondylarthropathy. Clin Exp Rheumatol 12:143–148

Maksymowych WP, Inman RD, Salonen D et al (2005) Spondyloarthritis Research Consortium of Canada magnetic resonance imaging index for assessment of spinal inflammation in ankylosing spondylitis. Arthritis Rheum 53:502–509

Maksymowych WP, Inman RD, Salonen D et al (2005) Spondyloarthritis Research Consortium of Canada magnetic resonance imaging index for assessment of sacroiliac joint inflammation in ankylosing spondylitis. Arthritis Rheum 53:703–709

Martino F (2005) Malattie reumatiche. In: Faletti C, Masciocchi C (eds) Trattato di diagnostica per immagini nella patologia muscoloscheletrica. UTET, Torino, pp 285–478

Martino F, Silvestri E, Grassi W, Garlaschi G (2006) Musculoskeletal sonography: technique, anatomy, semeiotics and pathological findings in rheumatic disease. Springer, Milano

Marzo-Hortega H, McGonagle D, O'Connor P, Emery P (2001) Efficacy of etanercept in the treatment of entheseal pathology in resistant spondyloarthropathy: a clinical and magnetic resonance imaging study. Arthritis Rheum 44:2112–2117

McEwen C, DiTata D, Lingg C et al (1971) Ankylosing spondylitis and spondylitis accompanying ulcerative colitis, regional enteritis, psoriasis and Reiter's disease. Arthritis Rheum 14:291–318

McGonagle D, Gibbon W, O'Connor P et al (1998) Characteristic MRI entheseal changes of knee synovitis in spondylarthropathy. Arthritis Rheum 41:694–700

McGonagle D, Gibbon W, Emery P (1998) Classification of inflammatory arthritis by enthesitis. Lancet 352:1137–1140

McGonagle D, Conaghan PG, Emery P (1999) Psoriatic arthritis. A unified concept twenty years on. Arthritis Rheum 42:1080–1086

McGonagle D, Pease C, Marzo-Ortega H et al (2000) The case for classification of polymyalgia rheumatica and remitting seronegative symmetrical synovitis with pitting edema as primarily capsular/entheseal based pathologies. J Rheumatol 27:837–840

McGonagle D, Marzo-Ortega H, O'Connor P et al (2002) The role of biomechanical factors and HLA-B27 in magnetic resonance imaging-determined bone changes in plantar fascia enthesopathy. Arthritis Rheum 46:489–493

McGonagle D, Marzo-Ortega H, Benjamin M, Emery P (2003) Report on the second international enthesitis workshop. Arthritis Rheum 48:896–905

McQueen FM, Benton N, Perry D et al (2003) Bone oedema scored on magnetic resonance scans of the dominant carpus at presentation predicts radiographic joint damage at the hands and feet six years later in patients with rheumatoid arthritis. Arthritis Rheuum 48:1814–1827

Olivieri I, Barozzi L, Favaro L et al (1996) Dactylitis in patients with seronegative spondylarthropathy: assessment by ultrasonography and magnetic resonance imaging. Arthritis Rheum 39:1524–1528

Olivieri I, Barozzi L, Pierro A et al (1997) Toe dactylitis in patients with spondyloarthropathy: assessment by magnetic resonance imaging. J Rheumatol 24:926–930

Olivieri I, Salvarani C, Cantini F et al (2002) Fast Spin Echo-T2-weighted sequences with fat saturation in dactylitis of spondylylarthritis: no evidence of entheseal involvement of the flexor digitorum tendons. Arthritis Rheum 46:2964–2967

Olivieri I, Scarano E, Padula A et al (2006) Dactylitis, a term for different digit diseases. Scand J Rheumatol 35:333–340

Oriente P, Biondi Oriente C, Scarpa R (1994) Psoriatic arthritis: clinical manifestations. Baillieres Clin Rheumatol 8:277–294

Ory PA, Gladman DD, Mease PJ (2005) Psoriatic arthritis and imaging. Ann Rheum Dis 64(Suppl 2):ii55–ii57

Resnick D, Niwayama G (1981) Psoriatic arthritis. In: Resnick D, Niwayama (eds) Diagnosis of bone and joint disorders. WB Saunders, Philadelphia, pp 1103–1129

Salaffi F, Carotti M, Garofalo G et al (2007) Radiological scoring methods for ankylosing spondylitis: a comparison between the Bath Ankylosing Spondylitis Radiology Index and the modified Stoke Ankylosing Spondylitis Spine Score. Clin Exp Rheumatol 25:67-74

Salvarani C, Cantini F, Olivieri I et al (1997) Isolated peripheral enthesis and/or dactylitis: a subset of psoriatiuc arthritis. J Rheumatol 24:1106–1110

Savnik A, Malmskov H, Thomsen HS et al (2001) Magnetic resonance imaging of the wrist and finger joints in patients with inflammatory joint disease. J Rheumatol 28:2193–2200

Spoorenberg A, de Vlam K, van der Heijde D et al (1999) Radiological scoring methods in ankylosing spondylitis: reliability and sensitivity to change over one year. J Rheumatol 26:997–1002

Spoorenberg A, de Vlam K, van der Linden S et al (2004) Radiological scoring methods in ankylosing spondylitis. Reliability and change over 1 and 2 years. J Rheumatol 31:125–132

van der Heijde D (2000) How to read radiographs according to the Sharp/van der Heijde method. J Rheumatol 27:261–263

van der Heijde D, Sharp, J, Wassenberg D, Gladman DD (2005) Psoriatic arthritis imaging: a review of scoring methods. Ann Rheum Dis 64(Suppl II):ii61–ii64

van der Heijde D, Braun J, Landewe R et al (2005) Assessment in Ankylosing Spondylitis (ASAS) international working group. A model for psoriatic arthritis and psoriasis? Ann Rheum Dis 64(Suppl 2):ii108–ii109

van der Heijde DMFM, Landewè RBM, Hermann K-GA et al and the ASAS/OMERACT MRI in AS Working Group (2005) Application of the OMERACT filter to scoring methods for magnetic resonance imaging of the sacroiliac joints and the spine. Recommendations for a research agenda at OMERACT 7. J Rheumatol 32:2042–2047

Wakefield RJ, Emery P, Veale D (2000) Ultrasonography and psoriatic arthritis. J Rheumatol 27:1564–1565

Wanders AJ, Landewe RB, Spoorenberg A et al (2004) What is the most appropriate radiologic scoring method for ankylosing spondylitis? A comparison of the available methods based on the Outcome Measures in Rheumatology Clinical Trials filter. Arthritis Rheum 50:2622–2632

Wassenberg S, Fischer-Kahle V, Herborn G, Rau R (2001) A method to score radiographic change in psoriatic arthritis. Z Rheumatol 60:156–166

Williamson L, Dockerty JL, Dalbeth N et al (2004) Clinical assessment of sacroiliitis and HLA-B27 are poor predictors of sacroiliitis diagnosed by MRI in psoriatic arthritis. Rheumatol 43:85–88

Wright V (1961) Psoriatic arthritis – a comparative study of rheumatoid arthritis and arthritis associated with psoriasis. Ann Rheum Dis 20:123–132